本书出版受到以下项目资助：

北京第二外国语学院旅游管理高精尖学科建设项目

国家自然科学基金项目（31800923）

北京市教委社科重点项目（SZ201910031017）

北京市教委青年拔尖人才项目（CIT&TCD201904064）

我国医疗旅游理论与实践

Theories and Practical Implications of
Medical Tourism in China

雷铭　张超◎著

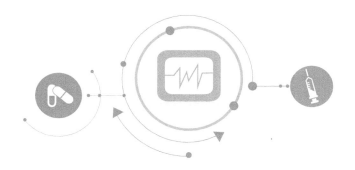

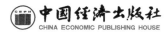
中国经济出版社
CHINA ECONOMIC PUBLISHING HOUSE

·北 京·

图书在版编目（CIP）数据

我国医疗旅游理论与实践／雷铭，张超著 . -- 北京：
中国经济出版社，2020.12
　　ISBN 978 - 7 - 5136 - 5854 - 6

　　Ⅰ.①我… Ⅱ.①雷…②张… Ⅲ.①医疗卫生服务
- 旅游业发展 - 研究 - 中国 Ⅳ.①R199.2 ②F592.3

中国版本图书馆 CIP 数据核字（2020）第 265886 号

责任编辑　李若雯　　王　　帅
责任印制　巢新强

出版发行　中国经济出版社
印　刷　者　北京九州迅驰传媒文化有限公司
经　销　者　各地新华书店
开　　本　710mm×1000mm　1/16
印　　张　8.25
字　　数　125 千字
版　　次　2020 年 12 月第 1 版
印　　次　2020 年 12 月第 1 次
定　　价　58.00 元
广告经营许可证　京西工商广字第 8179 号

中国经济出版社 网址 www.economyph.com 社址 北京市东城区安定门外大街 58 号 邮编 100011
本版图书如存在印装质量问题，请与本社销售中心联系调换（联系电话：010 - 57512564）

引 言

随着社会人口老龄化问题加剧以及医疗成本的飞涨，民众的保健意识不断增强，由健康和观光结合在一起的医疗旅游（medical tourism）正在全球掀起新一轮热潮（刘庭芳，2016）。目前，全球医疗旅游市场总体市场约为 600 亿美元，每年市场消费约为 210 亿美元（Pafford，2009），年增长率为 20% ~ 30%（MacReady，2007），医疗旅客消费约为一般旅客的两倍以上，医疗旅游业是全球成长最快的行业之一（王红芳，2012）。作为一项高收益的专项细分市场和利基市场（Connell，2006，2013；Heung等，2010），可以预见，医疗旅游即将成为我国未来旅游业新的经济增长点。为此，研究和发展医疗旅游对加快我国旅游业转型升级、抢占高收益细分利基市场、丰富高端旅游业态具有重要的战略意义和实践价值。

我国拥有丰富的旅游资源和世界级的医疗资源，并且传统中医药优势明显，具有发展医疗旅游得天独厚的优势。但是，目前我国医疗旅游发展远远落后于泰国、印度、新加坡等临近的亚洲国家（Connell，2006，2013；Heung等，2010）。随着我国中药科学家屠呦呦获得诺贝尔生理学或医学奖，传统中医药在国内外影响力进一步加大，势必会强力推动我国特色医疗旅游产业的迅猛发展。作为一项高收益的专项细分市场和利基市场（Connell，2006，2013），医疗旅游即将成为我国未来健康产业的重要组成部分和新的经济增长点之一。为了促进我国医疗旅游健康发展，国家和地方层面都在积极布局。2014 年出台的《国务院关于促进旅游业改革发展的若干意见》中提到，要积极推动包括医疗旅游和中医药健康

1

旅游在内的特色旅游发展，将医疗旅游发展提升至国家战略层面。2016年发布的《"健康中国2030"规划纲要》提出要"制定健康医疗旅游行业标准、规范，打造具有国际竞争力的健康医疗旅游目的地"，致力于加快推进旅游与健康产业的融合发展。北京、上海、海南、云南、广西、陕西等多地也相继推出了促进医疗旅游发展的政策。

此外，2019年底至今，新冠肺炎疫情（COVID－19）开始在全世界肆虐，造成数千万人感染，数百万人死亡，全球经济陷入停滞。在传染疾病大流行时期，我国海南博鳌乐城国际医疗旅游先行区加大政策创新力度，支持保证了重点医疗器械和药品的快速进出口，为抗击疫情取得胜利提供了坚定的后方保障。因此，加速医疗旅游发展对加强国际医疗沟通、保证我国民众生命安全起到重要作用，是我国国家安全体系建设不可或缺的一环。

在政策制定和产业实践层面，我国医疗旅游已经迈入大发展时期，实践的发展也对医疗旅游理论的研究提出了新的要求和挑战，包括医疗旅游目的地开发的模型、从消费者需求角度打造的丰富医疗旅游产品、医疗旅游目的地的发展模式等。尽管国内外学者对医疗旅游问题已经开始关注，但国内研究大都集中在宏观层面的描述性分析，较少从微观消费者视角进行深入的量化研究。为此，基于医疗旅游的理论发展和实践需求，本书试图从理论和实践两个层面出发，深入分析医疗旅游的发展规律，以期促进未来国内医疗旅游的研究和实践。本书第1章在引入医疗旅游概念和类型的基础上，介绍医疗旅游发展的宏观政策背景，以及医疗旅游实践和研究现状；第2章介绍国内外医疗旅游的研究进展；第3章总结医疗旅游研究的理论模型；第4章和第5章基于问卷调查结果，从微观层面介绍医疗旅游个体的行为意向分析和需求分析；第6章总结国内外医疗旅游目的地经典案例；第7章在国际经验的基础上，提出我国医疗旅游的发展模式。本书将从理论上和实践上，为我国医疗旅游的发展提供证据支持，为进一步丰富医疗旅游发展理论、推动医疗旅游高效有序发展提供参考。

目 录
Contents

第1章　医疗旅游研究背景

1.1　医疗旅游的内涵

1.1.1　医疗旅游的概念

国内外关于医疗旅游的表述很多，包括医疗旅游（medical tourism）、健康旅游（health tourism）、保健旅游（healthcare tourism）、养生旅游（wellness/wellbeing tourism）等。相对而言，健康旅游的历史更为久远，可以追溯到14世纪初温泉疗养地SPA的建立。不过，近年来医疗旅游的研究强调医疗服务的提供，不管是产业还是学术研究的角度，医疗旅游较健康旅游都更为流行，因此，本书采用医疗旅游指代这种新的"医疗＋旅游"服务模式。下面整理和总结了近年来国内外学者从不同的角度（是否跨越国界、消费者动机、心理行为与医疗旅游产品等）诠释的医疗旅游的内涵。

医疗旅游，从不同的角度出发，有不同的定义。目前被广泛引用的是世界旅游组织（World Tourism Organization）从旅游服务的角度对医疗旅游的界定：以医疗护理、疾病与健康、康复与休养为主题的旅游服务。具体来说，张文菊等认为医疗旅游是人们由于常住地的医疗服务不够完善或者太昂贵，在异地（尤其是异国）实惠、特色的医疗、保健、旅游等服务或活动的吸引下，到异地接受医疗护理、疾病治疗、保健等医疗服务与度假、娱乐等旅游服务的过程（张文菊和杨晓霞，2007）。从医疗旅游者的动机出发，Connell认为医疗旅游指的是跨境获取医疗服务的旅游活动，主要目的是休闲和促进健康（Connell，2013）。Milstein 和 Smith 则认为医疗旅游是指病人出于节省医疗费用、寻求优质的医疗服务、追求更快更及时的治疗以及寻求在本国被禁止的医疗服务等原因，选择去国外接受医疗服务的现象（Milstein 和 Smith，2006）。此外，一些学者从医疗旅游提供者的角度出发，认为医疗旅游就是将提供实惠的私人医疗中心与旅游业结合，为病人提供其所需要的任何特殊的医疗程序、手术或其他形式的专门治疗（Srivastava，2006）。目前，国内外学者倾向于将医疗旅游等同于国际医疗旅游，认为医疗旅游是指人们到其他国家寻求医疗服务的活动（Cortez，2008）。由于我国发展医疗旅游的主要目的是吸引国外高端旅游者参加国内医疗旅游项目，因此，本书综合各学者及各机构对医疗旅游的定义，认为医疗旅游是指人们前往国外/境外的旅游目的地寻求医疗服务并进行观光旅游的一种活动。

1.1.2　医疗旅游的类型

目前，企业界和学术界公认可以将医疗旅游分为以医疗服务为主的重医疗旅游和以康复疗养为主的轻医疗旅游两类。重医疗旅游与医疗服务、医疗诊断、生活方式服务关系更加密切，轻医疗旅游更多的是指以休闲和疗养为主的旅游活动。国外 Bookman 等将医疗旅游分为侵入性手术治疗、医疗诊断和生活方式医学三类（Bookman 和 Bookman，2009）。国内梁湘萍等将医疗旅游需求分为以"治"为主和以"疗"为主两大类：以"治"为主的医疗旅游可分为基本无生命危险的项目、有生命危险且医疗资源较为稀缺的项目（如器官移植手术）、客源国尚未开发或被法律禁止的医疗项目（如堕胎等）三大类；以"疗"为主的医疗旅游需求主要有康复理疗类项目（如医疗检查、美容等）（梁湘萍和甘巧林，2008）。

从我国实际出发，医疗旅游目前可分为三种形式：以"治"为主的西方医学技术主导型，如手术治疗等；兼顾"治"和"疗"的中国传统医学旅游；以"疗"为主的康复疗养旅游，如温泉治疗、森林治疗等。孙静等针对青岛外籍游客的旅游需求研究发现，大多数外籍游客（62.8%）有医疗旅游的需求，其中需求类别主要分为西医治疗、中医治疗、康复疗养、中药购物和健康体检（孙静等，2013）。杭州师范大学医学院的吴之杰和郭清从医学的角度出发，将健康旅游分为医疗旅游和保健旅游两类（吴之杰和郭清，2014），其中医疗旅游按照疾病的发展进程分为早期诊断为目的、疾病治疗为目的和疾病康复为目的（见图 1-1）。总体来说，目前旅游研究者和医学研究者对医疗旅游的业态分类基本达成共识，具体到各地不同的情况，"医疗 + 旅游"的结合模式则依据旅游目的地的特色而变化，如印度提供的关节置换旅游、泰国提供的眼部手术旅游、韩国提供的整容旅游等。

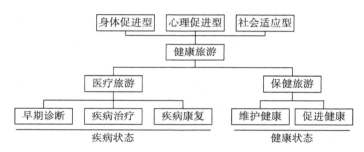

图 1-1　健康旅游分类

1.2　医疗旅游发展的政策背景

党的十九大报告提出，"人民健康是民族昌盛和国家富强的重要标志"，这意味着"健康中国"从 2016 年的全国卫生与健康大会上的"优先发展战略地位"，已经发展为党中央和各级政府为人民提供全方位全周期健康服务的理念。目前，我国的健康服务业刚刚起步，未来市场前景广阔。2016 年，我国大健康产业市场规模突破 3 万亿元，达到全球第一。《2016—2021 年中国大健康产业市场运行暨产业发展趋势研究报告》预计，2017 年中国健康产业规模为 4.9 万亿元，2021 年将达到 12.9 万亿元，2017—2021 年年均复合增长率约为 27.26%。医疗旅游作为健康服务产业的重要组成部分，以医疗服务和医疗体验为主，是促进旅游者健康的重要形式。

2018 年 3 月，国务院重组成立文化和旅游部。旅游，尤其是入境旅游的高度发展，是增强和彰显文化自信，提高国家文化软实力和中华文化影响力，推动文化事业、文化产业和旅游业融合发展的重要途径。"没有高度的文化自信，没有文化的繁荣兴盛，就没有中华民族伟大复兴。"习近平总书记在十九大报告中向全党全国人民发出了"坚定文化自信，推动社会主义文化繁荣兴盛"的伟大号召。与此同时，2017年12月，中共中央办公厅和国务院办公厅联合印发了《关于加强和改进中外人文交流工作的若干意见》，提出要丰富和拓展人文交流的内涵和领域，打造人文交流国际知名品牌。坚持"走出去"和"引进来"双向发力，重点支持汉语、中医药、武术、美食、节日民俗以及其他非物质文化遗产等代表性项目"走出去"。在国家层面上，我国提出要重点支持以中医药等为代表的传统文化交流项目。在个体层面上，诺贝尔生理学或医学奖获得者屠呦呦在诺贝尔颁奖典礼上做的报告题目为《青蒿素的发现 中国传统医学对世界的礼物》，中国医药文化在世界范围内已经引发重要反响和应用。源远流长的中医药文化是我国传统文化宝库中的重要内容，千百年来经久不衰，时至今日仍独树一帜。但不可否认，随着世界形势的不断变化，中医药文化面临着断层、割裂的困境，如何更好地传承与弘扬中医药是个不小的难题。随着我国中药科学家屠呦呦获得诺贝尔奖，传统中医药在国内外影响力进一步加大，势必会强力推动我国中医药文化传播的迅猛发展。因此，医疗旅游，尤其是中医药旅游的大力发展有助于增进世界和国内民众对我国医药文化与旅游文化的了解与认同，这是弘扬优秀传统文化的现实需要。

世界多个医疗旅游强国分别推出了促进医疗旅游发展、吸引国际医疗旅游游客的政策。例如，德国国家旅游局在2011年不仅将德国旅游的年度主题定为"德国健康与健美之旅"，还在其官方网站上设立了专门的医疗旅游栏目，方便各国游客查阅。此外，德国旅游局还制作许多小册子在世界各国主要城市的签证受理处发放。小册子除了登载德国各大旅游景点的相关信息，还用很大篇幅介绍了国外患者在德国诊疗所能享受到的完美医疗环境与服务。土耳其政府将发展医疗旅游产业视为提高国内医疗水平与吸引国际游客的重要举措，期望通过简化签证手续、开辟新航线、鼓励私人部门加大对医疗领域的投资、开辟医疗免税区等措施吸引更多国外医疗旅游者和国外投资。印度政府从 2002 年起便开始采取一系列的政策和措施保障医疗水平，包括：立法保护仿制药生产，使得印度药品质优价廉；削减进口医疗设备的关税，确保私立医院能购买世界一流的医疗设备；向私立医院提供廉价土地，保证其价格竞争力。此外，印度政府在 2015 年设立了国家医疗保健旅游局，向海外游客提供无障碍入境服务，并简化跨境货币交易手续，极大地降低了海外旅客赴印的医疗旅游门槛。泰国政府于 2017 年 7 月出台了吸引外国游客赴泰国进行医疗旅游的签证政策。对来自中国、老挝、越南、柬埔寨、缅甸的寻求医疗服务的游客实行最长 90 天的免签证政策，对包括英国、美国、德国等 14 个国家在内的 50 岁以上的游客开放长达 10 年的长期签证。日本方面除了发放"个人旅游签证"，还增加了对外国游客发放"医疗签证"，鼓励游客赴日进行体检和治疗，签证的有效期最长可达 3 年。如果确定每次停留时间不超过 90 天，还可以在有效期限之内任意往返。韩国政府为了鼓励外国人到韩国进行医疗美容等活动，于 2016 年 4 月—2017 年 3 月试行为期 1 年的外国人医疗美容退税政策，退还外国游客到韩整容时所缴付的 10% 附加税。

　　相对于泰国、印度、韩国、德国、瑞士等医疗旅游强国来讲，我国的医疗旅游还处于发展的初期阶段，且具有巨大的发展潜力。中国跻身医疗旅游强国行列之路离不开国家和政府的宏观政策与法规的支持。本章节将从纵向（国外不同区域、国内不同省份等）和横向（政策法规颁布时间）两个维度分别介绍国内外针对医疗旅游的发展政策，对现有与医疗旅游相关的规划纲要、政策文件、业态及产品标准进行全面梳理和深入分析，以期从政策制定角度促进我国未来医疗旅游相关政策的制定和实施。

1.2.1　国际医疗旅游政策

1.2.1.1　日本

　　日本是国际医疗旅游领域的佼佼者。日本建立了完善的医疗保健旅游制度，创新发展了先进的服务理念，拥有先进的医疗技术和设施，开发了丰富的医疗旅游服务项目，同时对各个国家的游客开放了优惠的签证政策，这使得日本在国际医疗保健旅游市场上拥有强有力的竞争优势。2010

年，日本政府颁布《新成长战略：活力日本复苏计划》，此项计划将国际医疗旅游定为日本国家支柱产业之一。

日本促进医疗旅游的发展主要包括以下三个方面：政府平台、医疗服务机构以及专业中介机构。政府平台方面，2012年日本政府建立国际医疗旅游产业支撑平台——日本卓越医疗（Medical Excellence JAPAN，MEJ），主要作用是开展日本的医疗机构、医疗旅游服务公司和政府等部门之间的联系，进行广泛的沟通与合作，从而实现日本医疗旅游国际化的发展方向。医疗服务机构方面，2016年成立了日本国际医院（JIH），该项目的作用是向外国游客与患者提供旅行信息、日本医院的信息、医疗服务，通过审查医院的医疗服务质量来评估该医院是否具有提供国际医疗服务、接待外国患者的资格。政府部门通过发布这些医院的信息，极大地方便了国外旅客赴日进行医疗旅游与医疗服务。专业中介机构方面，医疗出境支援企业（AMTAC）是经过认证的，能够向外国游客提供赴日前、逗留中和回国后各方面所需的医疗信息服务的企业，可以向游客提供顾问医师咨询，预约初诊，办理游客的签证以及安排住宿、接送、翻译等高质量和全面的辅助服务。接受外国患者医疗机构认证制度（JMIP）认证审查委员会评估医院或医疗体检设施功能，按照评价项目实施包括实地调查在内的各种调查，再根据调查结果，由第三方认证审查机构审议认证最终能够接受外国患者的医疗机构。

同时，日本在发展医疗旅游的过程中非常注重对现有和未来医疗旅游市场的调查。自2010年始经济产业省针对日本的医疗旅游实施了多次调查，包括专门针对医疗机构与主要客源国及地区游客的调查，从而为日本医疗旅游的发展提供借鉴。日本医疗旅游，其竞争策略以差异化竞争为主，在癌症和心血管疾病防治方面拥有国际领先的优势，能够为外国患者提供高端医疗服务，提升医疗旅游企业的国际化水平。

此外，日本医疗旅游服务机构大多是私立医院，拥有丰厚的财力，非常重视服务和对外宣传。这些医院拥有先进的医疗技术和医疗设备，与国内外先进的医疗机构合作，还设立了高星级酒店标准的病房和餐厅，医疗服务水平达到国际水准。日本还通过网络营销、中介机构宣传、举办或参加国际医疗旅游博览会、派出海外医疗旅游宣传团、派驻海外医疗旅游机构办事处等方式加强信息传播和宣传，从而提高日本医疗旅游产业整体的国际认知度。

1.2.1.2　泰国

自 2004 年开始，泰国政府制定了《国家发展策略计划》，并提出打造"亚洲健康旅游中心""亚洲健康之都"的目标，开始大力发展医疗旅游，医疗旅游迅速进入国际前列。目前，世界各地每年有数百万人到泰国享受医疗旅游服务。泰国政府各部门通力合作：卫生部严控医院品质，提高医疗服务水平；外交部为外国游客提供优惠的观光签证政策；交通部提供便利的航空规划；商务部利用派驻世界各国的办事处推广泰国特色的医疗旅游，促进开展经贸合作。2012 年初，泰国进一步推出"泰美丽"计划来推动本国医疗旅游市场发展，联合保健服务、高水平医疗服务、泰国传统草药三大领域，先后提出了把泰国打造为"世界保健中心""亚洲健康旅游中心""亚洲 SPA 中心"的战略计划，泰国国家旅游局专门开设了医疗保健旅游网站，目标是把泰国打造成为世界级医疗保健旅游目的地。

为了保障泰国医疗旅游健康顺利发展，泰国政府制定了一系列相关政策和法规。第一，推出针对国际医疗旅游者的签证政策。泰国颁布了优惠的养老签证，鼓励外国人到泰国安度晚年。为了延长患者在泰国的停留时间，满足患者在泰国长达 90 天治疗的时间需求，泰国还给予卡塔尔、沙特阿拉伯、科威特、阿曼和巴林等国的患者便利政策，将他们在泰国医疗旅游的合法逗留期限从 30 天延长到 90 天，使其不需要办理任何签证便可以在一年内多次往返。第二，泰国国家旅游局专门开设了医疗保健旅游网站（www.thailandtourism.com），为外国患者提供相应的医疗服务咨询和翻译等全方位服务。第三，泰国政府鼓励和支持社会资本投资建设医疗机构。近年来，由于政府对社会资本投资医疗领域的政策鼓励，泰国出现了大量拥有高标准医疗场所和医疗服务的私人医院。泰国卫生部为这些医疗机构颁发营业执照并监督指导其运营，同时颁布了诸多优惠政策，降低医疗设备的进口关税从而降低医疗机构运营成本（周义龙，2017）。第四，泰国非常重视培训和引入医疗旅游专业人才，以提高医疗旅游业的服务和管理水平。第五，泰国医疗旅游产业相关的法律法规体系较为完备，颁布了《旅游法》《旅馆法》《旅游与旅游导游法》《全国环境质量提高与保护法》等，从而最大限度地规范医疗旅游产业管理。泰国的 SPA 技术在世界上是较先进的，加上费用合理，受到外国患者的普遍欢迎。泰国卫生部规定泰国 SPA 行业者均需向医疗业注册部门申请营业注册，专业技术人员营业时均需持有工作执照。第六，医疗旅游业还能带动相关行业的发展，不仅是"医疗＋旅游"的简单模式的发展，还延伸至保健、养生、娱乐、餐饮等全方位服务项目上。泰国卫生部管控食品卫生质量，外交部提供便利快捷的旅游签证，交通部全方位规划交通运输系统，观光部和商务部大力对外宣传推广泰国医疗旅游品牌，使医疗旅游业的内涵和外延在不断地扩大，从而形成促进经济全方位发展的产业链（邓文志和闻武刚，2011）。

1.2.1.3 韩国

目前韩国的医疗旅游主要为整容旅游。2015 年，整容市场规模最大的国家为美国，韩国位居巴西之后，排名全球第三。全球整容市场每年消费规模约为 21 万亿韩元，韩国约为 5.25 万亿韩元，在全球整容市场中所占的比重高达 25%。据统计，实际施行整容手术次数最多的国家为美国，每年约达 311 万次，排名世界第一，而韩国排名第七，次数约达 65 万次。但若以"人均"为标准计算，韩国排名高于美国，居世界第一，为每千人口13.5 次。韩国以比发达国家更低廉的价格、更优良的医疗技术为基础，在各领域都具有极强的竞争力，在世界保健医疗市场受到高度重视。韩国医疗旅游的优势在于，拥有高级的医疗服务及顶级的医疗技术，并结合使用高科技医疗器械及信息技术，以合理的价格提供准确、迅速的诊断和治疗服务。韩国医疗技术已达到世界级水平，已建设好基于信息技术（IT）的优质医疗基础设施，受到经合组织（OECD）的高度认可。

为了促进韩国医疗旅游的发展，韩国政府在交通规划、医疗机构管控、专门医疗旅游网站建设等方面进行了系统规划。韩国仁川国际机场与世界 55 个国家 185 个城市及 84 个航空公司连接，交通便利，方便各国游客访韩。韩国政府通过注册登记方式管理医疗旅游服务机构，每年评选出优秀医疗机构并予以认证，以提供更安全、更高级的医疗服务。同时，完善针对外国患者的医疗服务基础设施，如外国人医疗签证、医疗翻译助理（协调员）等。韩国还建立了专门的韩国医疗旅游网站（http：//visitmedi-calkorea.com），全面介绍韩国医疗观光项目、整形美容增值税制度、医疗观光签证等。

目前，在韩国整形美容类医疗旅游的多样化营销下，赴韩整容已成为海外游客赴韩医疗旅游的主要目的之一。但是在医疗旅游过程中，尤其是在整容手术这种高风险手术项目上，不可避免会发生医疗事故，继而引发医疗旅游纠纷。这就要求政府必须尽力健全相关法律法规以有效化解纠纷。为此，韩国发布了《韩国医疗法》《韩国民法》《韩国保健医疗基本法》《韩国旅游振兴法》及各项法律的施行令来解决医疗旅游纠纷。自1990 年韩国首尔中央地方法院首设医疗案件审判庭至今，韩国主要城市的3 个高等法院和14 个地方法院均设置了医疗案件审判庭。这些医疗案件审判庭专审医疗诉讼案件，并且由具有专门医学知识和经验的法官进行审理。为有效提高医疗纠纷解决的效率，韩国国会于 2011 年 3 月 11 日通过《关于医疗事故损害救济及医疗纠纷调解等的法律》，设立韩国医疗纠纷调解仲裁院、医疗纠纷调解委员会、医疗事故鉴定团，并规定了医疗纠纷的调解、仲裁程序，进一步推动了韩国医疗纠纷第三方调处的改革与完善（朱萍，2017）。

1.2.1.4　美国

美国拥有世界上最前沿的医疗技术与医疗设备，长期以来，美国是国际求医者的主要目的地之一。发展中国家的中高端阶层愿意到美国接受高质量的医疗服务，加拿大等美国周边国家的患者因本国医疗选择的局限性而选择美国先进的医疗技术，尤其是基因筛查体检和以肿瘤治疗为主的重症患者常到美国寻求转诊服务。

美国政府非常重视医疗旅游，从签证、医疗机构、国际合作等方面，全力促进医疗旅游的发展。签证方面，美国政府通过逐渐放宽限制来吸引国外患者。赴美医疗旅游签证的申请虽比普通的旅游签证更难、所需提供的材料更复杂，还需提供有力的财务证明，但是美国医疗旅游的签证有效期长达 10 年，最长每次可以逗留半年。如果在美国治疗期间需要超期停留，医疗签证更容易获得延期批准。在预约面签时间时，如果时间紧急，医疗签证可以申请加急面签。

美国政府对医疗技术的发展尤为重视。美国医学界不断涌现治疗新技术和新手段，尤其是在药品研发和诊疗设备研发上全球领先。美国一些先进的治疗方法和药品器械进入国外市场需要一段时间，去美国就医，则可以直接享受最先进的技术和药物，所以更多的海外患者选择直接到美国医院接受治疗。以癌症治疗为例。美国癌症 5 年生存率较高，总体达到 66％。一些国外患者由于肿瘤复发，国内治疗水平不能满足患者需求，因而前往美国接受癌症免疫治疗控制病情。同时，美国医生准入机制十分严格，需要 13～15 年才能获得医师执照。医疗服务采取预约制，医生非常注重与患者的交流，更能保证服务质量。美国医生监督机制完善，有较为完备的医疗差错或者纠纷善后体系，法律、行业协会、医院董事会等都对医生进行管理和监督。如果医生有不负责任的行为，极可能会被吊销医师执照。

同时，美国医疗机构非常重视国外市场，与多国建立合作关系。以中国市场为例，2013 年西达－塞纳医疗中心、洛杉矶儿童医院、希望之城医疗中心、加州大学洛杉矶分校医疗中心和南加州大学凯克医疗中心 5 家顶级国际医疗中心，与中国南方航空公司签署合作备忘录，推出疾病预防及健康体检主题的医疗旅游产品，并为中国游客推出相关中文网页、热线和特别服务。当然，美国医疗旅游产品的价格也不菲，比如凯撒推出的美国体检产品价格在 20 万元人民币左右，而赴美重症治疗的费用均在百万以上。

1.2.1.5 印度

印度的医疗旅游起源于 1995 年左右，凭借先进的技术和低廉的价格吸引了大量的外国人前来就医。为了促进医疗旅游的发展，印度政府从 2002

年起开始出台一系列与医疗旅游服务相关的政策和措施，来吸引国际医疗旅游者。2002 年，印度国务院贸易产业部制定了"The National Health Policy 2002"，以促进医疗健康产业的发展。

首先，印度政府降低医疗设备进口税，帮助医疗机构控制了成本，从而有效地激励了私立医院进口医疗设备和仪器。该政策直接促进了更多的印度医疗机构在硬件设备上达到世界先进水平。其次，在医疗机构的管理上，印度政府在医疗机构中推行星级标准管理。该标准由印度旅游部和卫生部联合制定，以医疗机构的硬件设备和医疗护理服务水平为依据，将它们分为三星、四星和五星三个级别。一些地方政府也积极参与到医疗旅游产业中，推动地方医疗旅游的发展，同时分享医疗旅游的利益。此外，印度政府还积极与发达国家的医疗保险组织合作，推动印度私立医院进入发达国家医疗保险公司的医疗服务供应者名录。美国健康保险公司蓝十字荷兰公司便接受那些在印度私立医院就医的保险客户的理赔请求。印度卫生部还与英国国家卫生体系达成一致，可将需长时间等待手术的病人转到印度治疗。这项措施，既缓解了英国卫生机构的压力，又为印度增加了客源（詹丽等，2014）。同时，印度建立了在旅游部门和医疗卫生部门之间的互动协调机构，以进一步统筹协调医疗旅游的发展。印度成立了国家医疗旅游委员会和医疗旅游协会，制定了一整套推行医疗旅游的法规、政策、战略与计划，以进一步对医疗旅游的发展进行统筹协调（Connell，2006）。最后，印度政府与企业一起成为医疗旅游的利益分享者，支持相关的企业与组织成立医疗旅游行业协会和公益性的研究机构，为参与医疗旅游的医疗机构、旅游经营者搭建交流平台，协调化解合作过程中遇到的问题和矛盾。通过行业管理体制和行业协会的建立、健全，促进资源整合和有效利用，实现医疗行业和旅游行业的互惠互利、协同发展（罗翽，2014）。

1.2.1.6 国外政策小结

上述五个医疗旅游国家的政策给我们带来以下提示：①促进医疗旅游的全面发展需要包括旅游部门、移民管理部门、卫生保健部门、交通部门、税务部门等通力合作。②医疗旅游服务前应做好医疗旅游的宣传和准备工作，做好咨询网站、机构评级等信息服务；医疗旅游服务中应做好医疗服务、翻译服务、交通服务、住宿服务等工作；医疗旅游服务后应做好权利维护、法律保障等工作。③医疗旅游发展应突出国家特色，例如日本的体检旅游、泰国的 SPA 旅游、韩国的整形旅游、美国的高端重症旅游等。④医疗旅游发展离不开医疗旅游中介机构、医疗服务机构和政府平台的三方合作，应从政策层面对三方机构的准入、管理、退出机制等进行规定，以保障医疗旅游参与者的合法权益。⑤医疗旅游发展应重视消费者的需求和体验，针对特定消费者开发符合需求的医疗旅游产品，提供高质量的医疗服务和旅游服务，从而吸引更多高端的医疗旅游消费者。

1.2.2　国内医疗旅游政策

1.2.2.1　国家政策

按照核心内容和政策发布时间点，我国国家层面针对医疗旅游的发展可以分为海南省试点阶段、中医药旅游阶段和全面健康旅游阶段。

先是海南省试点阶段。海南岛自然环境优越，具有发展国际医疗旅游的先天优势。2013 年 4 月，我国首个国际医疗旅游先行区战略规划出台，这一项目将医疗旅游分为"保健养生"和"医学治疗"两大部分，最终将博鳌乐城建设成为世界养生胜地。先期将在总体规划的基础上引进国际先进的医疗设备和技术，并逐步打造成世界先进的医疗旅游产业集聚区，将医疗护理、疾病与健康、康复与休养以及旅游观光相结合，推动海南发展成为医疗旅游目的地。

接下来，根据我国医疗体系特色，国家开始在中医药旅游发展方面布局。2014 年 8 月发布的《国务院关于促进旅游业改革发展的若干意见》指出，积极发展休闲度假旅游，并做出重点任务分工及进度安排表，例如由国家卫生计生委（现卫生健康委，后同）、国家旅游局（现文化和旅游部，后同）、国家中医药管理局等主导持续实施的推进整形整容、内外科等优势医疗资源面向国内外提供医疗旅游服务。发挥中医药优势，形成一批中医药健康旅游服务产品。规范服务流程和服务标准，发展特色医疗、疗养康复、美容保健等医疗旅游。同时提出在交通服务、安全体系、市场诚信、门票价格等方面做出休假制度、设施建设、财政支持、土地规划、人才队伍的政策完善，力争增强发展动力、开拓发展空间、优化发展环境、完善发展政策。2014 年 10 月，国家中医药管理局和国家旅游局研讨论证《关于促进中医药健康旅游发展的指导意见（征求意见稿）》和《关于开展中医药健康旅游示范区建设工作的通知（征求意见稿）》，并指出中医药和旅游的结合是最好的资源和最大的市场之结合，要把中医药服务和旅游服务融合起来，拓展中医药服务和旅游服务，促进中医药事业、中医药健康服务业和地方经济社会发展。2015 年 5 月，国务院办公厅印发《中医药健康服务发展规划（2015—2020 年）》（以下简称《规划》），这是我国第一次正式明确中医药健康服务的概念和内涵：中医药健康服务是运用中医药理念、方法、技术维护和增进人民群众身心健康的活动，主要包括中医药养生、保健、医疗、康复服务，涉及健康养老、中医药文化、健康旅游等相关服务。《规划》指出，充分发挥中医药特色优势，加快发展中医药健康服务，是全面发展中医药事业的必然要求，是促进健康服务业发展的重要任务。《规划》提出要培育发展中医药文化和健康旅游产业：发掘中医药文化资源，优化中医药文化产业结构，逐步形成中医药文化产业链；发展中医药健康旅游，开发中医药特色旅游商品，打造中医药健康旅游品牌。根据《规划》制定的发展目标，到 2020 年，我国基本建立中医药健康服务体系，使中医药健康服务成为我国健康服务业的重要力量和国际竞争力的重要体现，成为推动经济社会转型发展的重要力量。

目前是全面健康旅游新阶段。健康旅游包含了医疗旅游、森林旅游、老年旅游等多个方面。2016 年 10 月，中共中央、国务院印发《"健康中国2030"规划纲要》，提出到 2030 年具体实现的目标：人民健康水平持续提升，主要健康危险因素得到有效控制，健康服务能力大幅提升，健康产业规模显著扩大，促进健康的制度体系更加完善。2016 年 12 月 10—11 日，首届中国森林康养与医疗旅游论坛在北京举行，主题为"森林·健康·跨界·融合"。森林旅游活动的普及，对于提高全民族的健康水平、建设"健康中国"具有特殊意义。2017 年 3 月，国务院印发《"十三五"国家老龄事业发展和养老体系建设规划》，该规划指出到 2020 年，老龄事业发展整体水平明显提升，养老体系更加健全完善，强调应丰富养老服务业态，大力发展养老服务企业，实施品牌战略，培育一批龙头企业，加快形成养老服务产业集群。支持养老服务产业与健康、养生、旅游、文化、健身、休闲等产业融合发展，丰富养老服务产业新模式、新业态。2017年5月，国家卫生计生委、国家发展改革委、财政部、国家旅游局、国家中医药管理局联合印发《关于促进健康旅游发展的指导意见》，指出健康旅游是健康服务和旅游融合发展的新业态，发展健康旅游对扩内需、稳增长、促就业、惠民生、保健康，提升我国国际竞争力具有重要意义。2018年3月，国务院办公厅印发《关于促进全域旅游发展的指导意见》，强调推进融合发展，创新产品供给，加快开发高端医疗、中医药特色、康复疗养、休闲养生等健康旅游。

通过上述国家级层面政策文件的密集出台可以看出，未来一段时间内，我国医疗旅游的发展重点为中医药旅游、森林旅游、养老旅游等方面，这既突出了我国医疗旅游的发展特色和优势，又顺应了国际医疗旅游的发展趋势。具体到我国的各省份，各自根据自身的发展特点，也出台了相应的医疗旅游发展政策，这里仅做简要介绍。

1.2.2.2　海南省医疗旅游政策

海南是我国医疗旅游领域发展的领头羊，建立了国内首个国际医疗旅游先行区，明确了先进的发展目标和发展步骤，鼓励在业态创新、机制改革、集群发展方面先行先试，重点发展诸多特色产业。政策方面，国家与省政府出台了诸多人才引进、土地控制、税收优惠、高端医疗设备与技术引进等方面的政策法规来促进海南健康旅游产业的发展。

2012年4月1日，卫生部（现卫生健康委，后同）与海南省政府在博鳌举行深化医改工作座谈会，会议签署了《建设国际旅游岛医疗卫生事业合作协议》，部省携手，将在建设国际医疗特别示范区等6个方面加强合作，充分发挥海南的政策优势和资源优势，积极探索加快海南国际旅游岛医疗卫生事业发展的新路子。

2014年4月，作为国内首个国际医疗旅游先行区，海南博鳌乐城国际医疗旅游先行区计划建立退出机制,优胜劣汰,保证进入先行区的医疗健康行业和项目服务有序发展。按照规划,先行区将在总体规划的基础上引进国际先进的医疗设备和技术,并逐步打造世界先进的医疗旅游产业集聚区,将医疗护理、疾病与健康、康复与休养以及旅游观光相结合,推动海南发展成为医疗旅游目的地。该区域还将承接博鳌亚洲论坛相关产业的延伸,引进与生态、健康、医疗相关的国际组织或国际科研机构,增强中国与其他国家在推动医疗、旅游、城市减排和生态城市建设等方面的对话和交流。

2015 年 3 月,海南省政府办公厅印发《海南博鳌乐城国际医疗旅游先行区医疗产业发展规划纲要 (2015—2024 年)》。国务院批准设立海南博鳌乐城国际医疗旅游先行区,同时赋予先行区人才、土地、税收、医疗器械进口等方面的九大优惠政策,加快医疗器械和药品进口注册审批;按照医疗技术临床应用管理办法和医疗技术临床研究有关规定实施医疗技术准入,可申报开展干细胞临床研究等前沿医疗技术研究项目;卫生部门审批先行区非公立医疗机构及其开设的诊疗科目时,对其执业范围内需配备且符合配置标准要求的大型医用设备可一并审批;境外医师在先行区内执业时间试行放宽至三年;允许境外资本举办医疗机构;适当降低部分医疗器械和药品进口关税;适当增加海南省新增建设用地计划指标;支持先行区引入生态、医疗、新能源等相关国际组织,承办国际会议;鼓励先行区利用多种融资渠道,吸引社会投资。这体现了中央对发挥海南独特优势、实现更高层次开放发展的高度重视,也为先行区的建设和发展指明了方向,确定了基本思路。

2016 年 1 月,海南省人民政府发布《关于提升旅游产业发展质量与水平的若干意见》,强调了建设高水平发展康养旅游。文中强调加快建设医疗健康旅游项目,大力推进博鳌乐城国际医疗旅游先行区建设,鼓励在业态创新、机制改革、集群发展方面先行先试,重点发展特许医疗、健康管理、照护康复、医学美容和抗衰老等产业,形成为游客提供体检、健康管理、医疗服务、康复、养生等医疗健康旅游产品的完整体系,推进海口、三亚中医医疗旅游示范基地建设,大力发展中医养生康复疗养。

2018 年 4 月，国务院决定在海南博鳌乐城国际医疗旅游先行区暂停实施《医疗器械监督管理条例》第十一条第二款的规定，为进一步支持海南省试点发展国际医疗旅游相关产业，对先行区内医疗机构临床急需且在我国尚无同品种产品获准注册的医疗器械，由海南省政府实施进口批准，在指定医疗机构使用。决定由国家药品监督管理局、海南省政府会同有关部门制定具体管理办法，规范批准条件和程序，细化相关进口医疗器械的使用规范、不良事件监测、进口口岸等内容，明确监管责任，确保进口医疗器械使用安全，切实维护人民群众的健康和生命安全。

1.2.2.3 国内其他省份政策摘要

近年来，国内其他省份也颁布了诸多政策来促进医疗旅游产业的发展。江苏省自 2015 年起陆续颁布《关于深入推进"健康江苏"建设 不断提高人民群众健康水平的意见》《江苏省国民经济和社会发展第十三个五年规划纲要》《江苏省"十三五"卫生与健康暨现代医疗卫生体系建设规划》《关于进一步扩大旅游文化体育健康养老教育培训等领域消费的实施意见》《江苏省"十三五"中医药健康服务发展规划》《江苏省政府办公厅关于进一步激发社会领域投资活力的实施意见》《江苏省政府办公厅关于支持社会力量提供多层次多样化医疗服务的实施意见》等政策法规，明确提出要发展健康旅游产业，创新转变旅游业发展方式，加大建设健康服务产业集聚区的支持力度，加快建设中医药健康旅游示范区、示范基地和示范项目，打造健康旅游产业链，积极适应居民多层次、个性化的消费要求，并在市场准入、人才、土地、金融等方面给予政策优惠，力求打造健康旅游发展新模式。

山东省政府《关于贯彻落实国发〔2014〕31 号文件促进旅游业改革发展的实施意见》《山东省旅游条例》《山东省全域旅游发展总体规划（2018—2025 年）》《山东省医养健康产业发展规划（2018—2022 年）》等政策法规，明确要求积极推动业态融合创新，促进旅游业与养老服务业互动发展，建设一批省级中医药健康旅游示范基地，围绕医养健康产业的关键要素，建设医养健康产业支撑平台，推动医养健康与旅游深度融合，做大医养健康产业。

上海市政府于 2016 年 8 月印发《上海市中医药健康服务发展规划（2016—2020 年）》，强调：加快中医药健康旅游发展；充分利用本市各类旅游资源和海派中医药文化资源优势，推动中医药产业与旅游产业融合发展；提高中医药对旅游服务的贡献度，有效传播中医药文化，为中医药在全球范围内的推广提供平台。

安徽省政府《安徽省"十三五"旅游业发展规划》《安徽省人民政府办公厅关于进一步扩大旅游文化体育健康养老教育培训等领域消费的实施意见》等政策法规，规定实施"旅游 + ""+ 旅游"融合发展战略，建设中医药健康养生旅游产业集聚区，实施中医药养生旅游示范工程。

1.2.2.4　国内政策小结

国家和省市层面目前出台了一系列政策支持医疗旅游的发展，从中我们可以看出，未来我国医疗旅游的发展重点为中医药旅游、森林旅游、养老旅游等方面。这既突出了我国医疗旅游的发展特色和优势，又顺应了国际医疗旅游的发展趋势。但是，除了海南省之外，其他省份的医疗旅游发展政策大多停留在宏观政策层面，包含具体措施的规范性政策尚不完善，医疗旅游发展政策落地性不强。未来可以根据各省份特色，出台具体化的政策措施，有针对性地促进各地医疗旅游发展，避免产品同质化和资源浪费。

1.2.3　小结

分析各个医疗旅游产业发达国家的政策可以发现，发展医疗旅游需要做好以下工作：政府多部门合作；同时做好旅游前、旅游中和旅游后的服务工作；突出本国医疗旅游产品特色；促进利益相关者多方参与并重视消费者体验。我国国家和省市层面目前已出台了一系列政策支持医疗旅游的发展，着重促进中医药旅游、森林旅游、养老旅游等发展，既突出了我国医疗旅游的发展特色和优势，又顺应了国际医疗旅游的发展趋势。

1.3 医疗旅游实践和研究现状

1.3.1 医疗旅游实践的国内外发展现状

目前，全球已有100多个国家和地区开展医疗养生旅游。美国斯坦福研究机构2012年的调查数据显示，预计到2017年医疗旅游产业将带来6785亿美元收入，占世界旅游总收入的16%。美国太阳城健康医疗旅游项目、泰国水疗医疗旅游项目等每年吸引数万名游客，创造百万美元以上的经济收入。随着我国经济快速发展、国民收入增加、带薪年假制度的落实，旅游发展逐步从单纯的观光旅游转型为观光、休闲、度假、复合体验旅游，加之新医改的出台，都为我国医疗旅游的发展提供了良好的条件和坚实的保障。医疗旅游的市场规模从2010年的139亿元激增到2014年的408亿元，预测到2020年中国健康服务业总规模将达到8万亿元人民币，医疗旅游业将成为新的经济增长点。

我国是旅游资源大国，同时又拥有以中医药为特色的极为丰富的医疗资源，目前中医药已经传播到183个国家和地区。国家旅游局、国家中医药管理局于2016年7月印发《关于开展国家中医药健康旅游示范区（基地、项目）创建工作的通知》，目标是用3年左右的时间，在全国建成10个国家中医药健康旅游示范区、100个国家中医药健康旅游示范基地、1000个国家中医药健康旅游示范项目。2017年6月8日，经国家卫生计生委会同国家发展改革委、财政部、国家旅游局、国家中医药管理局研究，拟同意海南三亚市、海南博鳌乐城国际医疗旅游先行区等13家单位，开展首批健康旅游示范基地创建工作。首批健康旅游示范基地名单如下：天津健康产业园、河北秦皇岛市北戴河区、上海新虹桥国际医学中心、江苏泰州市姜堰区、浙江舟山群岛新区、安徽池州市九华山风景区、福建平潭综合实验区、山东青岛市崂山湾国际生态健康城、广东自由贸易试验区广州南沙新区、广西桂林市、海南三亚市、海南博鳌乐城国际医疗旅游先行区、贵州遵义市桃花江。同时，国家中医药健康旅游示范基地创建单位共15家，名单如下：北京东城、河北安国、山西平顺、吉林通化、上海浦东、江苏泰州、安徽亳州、江西上饶、山东日照、湖北蕲春、广西南宁、重庆南川、四川都江堰、贵州黔东南、陕西铜川。

省市层面，北京、海南、广东、四川等地已经在全国范围内率先探索医疗旅游的发展。例如：海南提出了打造国家级中医康复保健旅游示范基地的计划，并开始打造"医疗健康养生天堂"。浙江提出将大力发展医疗旅游这一新业态，力争将海宁市打造成医疗旅游的领航者。可以看出，在政策制定和产业实践层面，我国医疗旅游已经迈入大发展时期。实践的发展也对医疗旅游理论的研究提出了新的要求和挑战，包括医疗旅游目的地的开发模型、从消费者需求角度出发打造的丰富医疗旅游产品、医疗旅游目的地的发展模式等。本书接下来的部分将试图回答以上问题。

1.3.2　医疗旅游的研究热点

截至 2019 年 12 月，通过中国知网的主题词和关键词的方式搜索"医疗旅游"，共检索出文献 234 篇。主要研究机构有北京中医药大学、海南大学、清华大学校医院、中国海洋大学、中国药科大学、四川大学等。在数据库 Web of Science 搜索标题"medical tourism"，共检索出文献 267 篇。主要研究机构有普渡大学健康与人类科学学院和美国康奈尔大学健康旅游研究中心等。从中文文献来看，医疗旅游的研究报道起源于 2004 年，2010 年之后关于医疗旅游的研究大量涌现，医疗旅游成为研究热点。从英文文献来看，2004 年之前的研究报道仅 10 篇，2010 年之后关于医疗旅游的研究也逐渐增多。

表 1-1 总结了我国旅游学者对医疗旅游领域研究的维度和内容。从表 1-1 和表 1-2 中可以看出，目前医疗旅游的研究热点集中在医疗旅游的区域性目的地、发展模式、国际经验、服务机构评价体系、政策支持、产业分析、产品开发、中医药医疗旅游等。表 1-1 的结果充分凸显出医疗旅游这一新业态研究初期的明显特征：①学科指向不明，多学科交叉研究，但各领域之间缺乏对话的平台（如评价体系）。②研究问题偏宏观，以国际经验及区域性概况描述为主。③研究对象较为零散，缺乏建构理论框架的研究基础。④研究方法较为单一，探索现象之间内在逻辑关系（如

因果关系）的研究较少。⑤研究结论主观性较强，缺乏较为科学的实证研究。

表 1-1 我国医疗旅游领域研究的维度和内容（旅游专业学者）

年份	作者	维度	具体内容
2008	梁湘萍等	外部环境	发展动力、发展对策
2010	高静等	国际经验	内涵、特点、中国启示
2011	蔡卫民	外部环境	发展机遇、研究前景
2011	樊国敬	外部环境	概念定义、发展环境与对策
2012	王红芳	外部环境	国际经验、发展对策
2012	杨利	国际经验	长沙发展思路
2012	张广海等	区域性目的地	资源类型、我国区划
2013	丁志良	资源与功能区划	现状趋势、海南发展思路
2013	刘永丽等	外部环境	SWOT 分析、发展对策

表 1-2 我国医疗旅游领域研究的维度和内容（非旅游专业学者）

研究列举	维度	具体内容
徐菲（2006）	区域性目的地、国际经验	印度医疗旅游发展经验
杨玉红、孟凡辰（2008）	区域性目的地	上海可行性研究
黄金琳、杨荣斌（2009）	区域性目的地	我国医疗保健旅游产品开发
刘庭芳等（2009）	国际经验、区域性目的地	亚洲、中国启示
蔡敏等（2010）	区域性目的地	海南五指山市资源开发
李爽（2010）	国际经验	国际经验、中国启示
刘俊英、余正（2010）	外部环境	障碍因素、应对策略
刘俊英、余正（2011）	外部环境	市场前景、发展对策
陈亚红、孙遇春（2011）	区域性目的地	上海启示、经济效益分析、产业链构建
邓文志、闻武刚（2011）	区域性目的地、国际经验	泰国经验与启示
李德辉等（2011）	发展战略	我国医疗旅游事业发展设想
梁金兰（2012）	区域性目的地、国际经验	新加坡医疗旅游发展经验
罗丽娟（2012）	区域性目的地	海南市场调查
王伟等（2012）	区域性目的地	黑龙江市场细分、SWOT 分析、价值链整合及保障条件
侯胜田、刘华云（2013）	国际经验	强国成功因素、启示
侯胜田等（2013）	发展战略	东道国战略定位、比较分析

续表

研究列举	维度	具体内容
侯胜田等（2013）	外部环境	发展前景与挑战
侯胜田、刘华云（2014）	国际经验	梅奥诊所品牌管理经验、中国启示
刘华云、侯胜田（2014）	发展战略、中医、区域性目的地	中医医疗旅游发展战略、存在问题、发展对策、北京启示
胡卫华（2014）	外部环境	入境旅游的机会、问题与对策
侯胜田等（2015）	发展模式、区域性目的地	北京发展模式
王秀峰（2015）	国际经验	主要驱动力、发展对策
詹丽等（2015）	区域性目的地、国际经验	印度经验、风险与启示
田振江、张立磊（2016）	区域性目的地	吐鲁番经验与启示
刘庭芳等（2016）	国际经验	国际医疗旅游产业、SWOT 分析
刘瑞琦、刘庭芳（2016）	服务机构评价体系	服务机构评价体系构建
刘永生、刘庭芳（2016）	政策支持	宏观政策研究、政策建议
马行舒、刘庭芳（2016）	政策支持	准入制度的五个维度
薛国峰、刘庭芳（2016）	服务运营流程	运营与流程、服务信息平台

从国内外相关文献来看，针对医疗旅游的研究最早集中在宏观市场层面，主要采用案例分析、国际比较、SWOT 分析等定性研究方法。随着医疗旅游市场的扩大，国内外学者开始使用定量研究方法分析微观个体层面的行为和认知特征。为此，本书在第 2 章将从宏观市场层面和微观个体行为层面两个角度出发，对国内外医疗旅游的文献进行总结和分析，既包括宏观层面的医疗旅游影响因素、效应分析、市场分析和资源及产品开发分析，也包括微观层面的医疗旅游者动机、态度、决策、体验等相关研究。

第 2 章　医疗旅游研究综述

健康和观光结合在一起的医疗旅游是一种新兴的旅游形式，已成为旅游业新的经济增长点。我国拥有丰富的旅游资源和世界级的医疗资源，并且传统中医药优势明显，具有发展医疗旅游得天独厚的优势。但是，目前我国医疗旅游发展却相对落后。虽然中医旅游开拓了部分市场，但尚处于混乱、无序的发展状态，缺乏明确的细分市场定位和消费需求调查，未能推出有针对性的产品开发和营销策略，医疗旅游利益相关者如中介组织等亟待培育，标准规范和法律法规体系不健全等问题凸显。为此，本章文献综述试图在全面了解国内外研究现状，特别是在对医疗旅游市场特征和消费需求进行科学分析的基础上，提出有针对性的建议，以促进我国健康医疗旅游产业的良性发展。

本章通过梳理国内外学者针对医疗旅游的相关研究，发现研究内容主要集中在宏观产业层面和微观个体层面。宏观产业层面的研究包括医疗旅游的影响因素、市场分析、效应分析以及发展路径和产品开发等，微观个体层面的研究包括医疗旅游者的行为，如动机、意向和态度、决策、体验等，以及医疗旅游利益相关者的行为。在此基础上，未来研究可以综合运用定性和定量研究方法，着重探讨医疗旅游者的行为特征，并建议通过提高医疗服务质量、促进医疗旅游的国际化、推出特色医疗旅游产品、加强政府宏观管理、加强医疗旅游营销和推广、发挥医疗旅游利益相关者的作用等措施促进我国医疗旅游业良性发展。

2.1　医疗旅游宏观层面的研究

2.1.1　医疗旅游的影响因素

医疗旅游的产生和发展是众多因素共同作用的结果。表 2 – 1 总结了 2007—2016 年国内外对医疗旅游发展影响因素的研究。总体来说，内部驱动因素包括客源国人民医疗服务需求的增长（Heung 等，2010）、医疗资源供需的矛盾（梁湘萍和甘巧林，2008；刘建国和张永敬，2016）、客源国与目的地国医疗技术和医疗服务质量的差异（Connell，2013）、医疗服务费用的差异（Smith 和 Forgione，2007）、医疗等候时间差异（宁德煌和刘娟，2013）、医疗保险的覆盖（高静和刘春济，2010）等方面。外部驱动因素主要包括世界政治经济一体化（张文菊和杨晓霞，2007）、网络等信息技术的发展（吴鸿和布乃鹏，2014）、交通的便捷（宋玉芹和汪德根，2011；李萍等，2015）等。制约因素主要包括医疗技术和专家匮乏，政府支持度低，服务质量低，语言障碍以及宗教、政策法律、伦理等方面因素（Connell，2013；Heung 等，2011）。尽管影响医疗旅游发展的因素很多且复杂，但是最核心的还是医疗旅游目的地的医疗技术及相关的医疗服务及费用，这是影响医疗旅游者决策的最重要因素。

表 2 – 1　医疗旅游发展的影响因素

年份	作者	影响因素
2007	Smith 和 Forgione	国家层面：经济条件、政治环境、干预政策 机构层面：费用、医院认证、服务质量、医师培训
2007	张文菊和杨晓霞	内部动力：医疗服务价格差异、发达国家医疗保险局限、发展中国家医疗技术的发展、医疗服务的优良、旅游业的发展 外部动力：世界一体化、网络等通信技术发展、航空等交通方式发展
2008	梁湘萍和甘巧林	医疗服务价格差、医疗资源供需矛盾、新的医疗旅游需求日益增长

年份	作者	影响因素
2010	高静和刘春济	医疗费用、治疗时效、医疗质量与服务、医疗保险覆盖与项目承保、旅游等额外收益、特殊需求满足、货币兑换率、世界经济一体化、互联网发展、航空旅游费用降低、专业医疗旅游中介机构发展、政府推动、医疗服务外包等
2010	Heung 等	需求因素：宣传渠道（代理机构、家人朋友、医院声望、网络、媒体），国家层面（经济条件、政治条件、干预标准、属性、距离、空中交通），医院层面（费用、认证、声望、医师训练），医师层面（专门知识、声望、推荐） 供给因素：基础设施（医院、诊所、私人参与、公众参与），宣传（市场策略、卫生/医院部门、外事/旅游部门、委员会、国外和国内宣传），质量（资格鉴定、审核认证），交流（语言和网络）
2011	宋玉芹和汪德根	社会因素：人口老龄化、生活方式的改变、替代性旅游的产生、苛刻的医疗系统 发达国家因素：医疗服务价格高、医疗资源供不应求、医疗保险的局限 发展中国家因素：新技术和医疗技能的发展、人性化服务、交通成本的降低、互联网的发展 限制性因素：国内限制进入外来医疗服务供给者、国内监管约束力、市场竞争、技术和医疗服务质量等
2011	Heung 等	障碍因素：旅游政策、政府支持、费用、营销、承受容量、语言和沟通、基础设施、当地社区的医疗服务需求
2013	Connell	医疗服务质量、医疗服务可及性、经济因素、文化因素
2013	宁德煌和刘娟	促进因素：客源国（高成本费用、较长等候时间、带薪休假的延长、收入的提高），目的地国（费用低、医疗服务水平的提高、具有地方特色的治疗方式、政府支持） 客观因素：互联网发展、医疗保险公司的支持、医疗旅游中介服务机构的兴起、国际卫生保健标准的提高与认证机构的兴起 阻碍因素：缺乏先进的医疗技术和专家、低服务质量、语言限制、宗教信仰的限制、政治政策的不稳定、伦理道德的约束
2014	吴鸿和布乃鹏	需求因素：经济的发展、医疗保险的覆盖、等候时间长、价格差 供给因素：低价格与高品质设施和服务、专业医疗人员、语言、国际认证 社会经济环境：交通技术发展、信息技术发展、贸易环境的发展

年份	作者	影响因素
2015	李萍等	内部因素：国际医疗技术的差异、医疗服务质量的提高、医疗服务价格差、医疗资源的供需矛盾、新的医疗旅游需求增长 外部因素：世界政治经济一体化进程、网络信息技术发展、交通方式的便捷
2016	刘建国和张永敬	经济因素、医疗旅游资源、医疗旅游需求、医疗服务水平、医疗旅游营销途径、伦理道德风险

2.1.2　医疗旅游的市场分析

全球医疗旅游的市场正在飞速发展。最初，发展中国家的患者到发达国家高端的医疗中心寻求医疗服务。之后，随着发展中国家医疗水平的提高，低廉的医疗费用和交通旅游费用、更快的就诊服务、发达的互联网等因素吸引着越来越多的发达国家患者前来发展中国家就医。最后，发达国家和发展中国家医疗旅游者之间相互流动（张文菊和杨晓霞，2007）。目前国际医疗旅游产业流向，主要是美国、加拿大、西欧、中东等发达或富裕国家和地区的医疗旅游患者前往印度、泰国、马来西亚、新加坡等南亚和东南亚国家。

医疗旅游的市场分析主要包括客源国分析和目的地国分析两方面。客源国方面研究发现，医疗旅游客流主要由五类构成，包括对医疗价格敏感者、医疗保险或承保项目缺失者、不愿在国内长期等待者、特殊医疗需求者以及倾向于通过生活方式改善健康状况者（高静和刘春济，2010）。目前医疗旅游者主要来自三类国家：一是医疗费用高昂的国家，如美国；二是医疗社会化和保险有局限的国家，如加拿大、英国等；三是医疗技术水平落后的国家，如柬埔寨、缅甸等。从全球范围来看，欧洲、中东、美国、加拿大、日本等是重要的医疗旅游客源国和地区。不过，近来特定区域医疗旅游的快速发展，使得客源国的游客更加分散。例如，研究发现，英国、加拿大、巴西等国是美国医疗旅游的主要客源国（Fottler 等，2014），中东地区内的旅游者倾向于前往沙特阿拉伯、黎巴嫩等国进行医疗旅游等（Kronfol，2015）。

目的地国方面，发达国家如新加坡、韩国、美国等依靠自身的医疗技术领先吸引了众多医疗游客（梁金兰，2012）；发展中国家如泰国、印度、马来西亚等依靠低廉的价格、较短的排队等候时间、高质量的医疗技术和服务、独具特色的医疗资源成为受欢迎的医疗旅游目的地国（邓文志和闻武刚，2011）。同时，国内学者对目的地市场进行了大量的案例分析和研究，包括对医疗旅游发展较好国家的分析借鉴，如印度（徐菲，2006）、新加坡（梁金兰，2012）、泰国（邓文志和闻武刚，2011）等，也包括对国内医疗旅游市场的分析和对策建议，如北京、西安、上海、厦门、海南、广西、天津、重庆、湖北、吐鲁番、山东、南京、大连、长沙、黑龙江、贵州等。国内医疗旅游目的地建设较早的地区是海南省，但是医疗旅游的市场尚未形成规模。一项针对海南医疗旅游市场的调查报告显示，尽管三亚中医院是国内较早从事医疗旅游服务的医院，吸引了一些俄罗斯和中东国家的患者，具有一定的国内外知名度，但是海南医疗旅游市场尚未形成规模。外地游客仍主要将海南作为传统旅游的目的地，而非改善健康状况的医疗旅游目的地，游客构成仍以国内游客为主，国际医疗旅游游客构成比例很低（罗丽娟，2012）。笔者针对北京市医疗旅游市场的初步调查发现，像鼓楼中医院这些已经开展医疗旅游服务的机构，医疗旅游者更多的是在政府部门的推荐下选择服务，并未带来经济效益，主动选择医疗旅游服务的游客很少。我国不仅旅游资源丰富，而且医疗服务质量和水平也达到了国际标准，截至 2015 年 10 月，已有 38 家医院通过国际 JCI 认证（全世界公认的医疗服务标准认证），医疗水平正与国际接轨，加上低廉的医疗服务价格、具有中国特色的医疗服务，应可吸引更多的国际医疗旅游者加入。

2.1.3 医疗旅游的效应分析

国内外研究发现，医疗旅游的发展不仅为客源国和目的地国带来诸多积极效应，其带来的消极效应也不容小觑。表 2 - 2 总结了近年来国内外对医疗旅游发展带来的正负效应的研究。简单来说，医疗旅游的发展解决了客源国存在的医疗体系问题，如医疗等候时间过长、费用过高等，满足了客源国人民日益增长的对医疗服务的需求（Johnston 等，2010），同时促进了目的地国经济的发展和相关产业收入的提高（宋玉芹和汪德根，2011；

吴之杰和郭清，2014）。研究发现，泰国医疗旅游的收入大约占到全国 GDP 的 0.4%（Naranong 和 Naranong，2011）。此外，医疗旅游发展还能促进目的地国医疗技术水平和服务水平的提高、吸引更多高技术人才（Snyder 等，2013）、促进医疗体系投资和就业岗位增加（Snyder 等，2013）、增强全球交流和互动（宁德煌和刘娟，2013）。上述因素都是各国政府大力推动医疗旅游发展的动力。

表 2 - 2　医疗旅游发展效应分析

年份	作者	积极效应	消极效应
2010	高静和刘春济	—	客源国：对医疗体系的冲击、客源流失、医疗服务价格提高、术后并发症与副作用及康复的责任、客源国的传染病控制和公共健康的潜在影响 目的地国：当地居民利益受损、公共医疗投资不足、医护人员向私立机构流失、外来游客即时就医而本国游客需要排队等待 社会问题：医疗旅游项目的合法性、科学性及伦理问题，医疗旅游者的权益保障
2010	Johnston 等	解决客源国医疗体系问题、促进目的地国收入增长、促进目的地国医疗服务标准化	降低客源国医疗收入、加剧目的地国医疗服务不平等
2011	Naranong 和 Naranong	促进目的地国经济增长、提高医疗业及旅游业等相关产业的收入	医生资源短缺、医疗费用上涨、卫生不公平加剧
2011	宋玉芹和汪德根	目的地国：可观的经济收入、增强旅游目的地的吸引力、提高旅游收入、增加就业岗位、带动医疗旅游中介公司发展	客源国客源的流失、目的地国医疗资源分配失衡导致当地居民利益受损、投资流向医疗旅游领域致使公共医疗投资不足
2012	张彩霞	—	法律风险：医疗旅游相关立法空白、缺乏专门机构监管、保险市场缺失、沟通和知情权问题、抢占当地卫生资源并加剧卫生不公平、规避客源国法律和医疗旅游合同不规范易导致医疗纠纷

续表

年份	作者	积极效应	消极效应
2013	宁德煌和刘娟	促进目的地国经济发展和社会效益的提高、增进全球互动、促进全球性知识交流、促进医疗和旅游业发展、促进就业	目的地国：激烈的行业竞争、加重目的地国有限资源的负担、管理和伦理道德问题、人才流失、本地人享受医疗服务质量的下降、对目的地国医疗系统和医疗服务产生消极影响 客源国：病人流失、医疗收入减少、术后并发症及各种副作用和康复的责任加大 社会问题：特殊医疗项目带来伦理和法律争议、医疗质量和病人安全问题、医疗事故法律不健全、游客利益受损很难维权
2013	Snyder 等	目的地国：经济发展、外汇流入、国内医疗体系的国外投资增多、医疗业人力资源的增加、优质医疗人员外流的减少 客源国：国民医疗需求安全有效地满足	增加医疗游客的健康风险、增加客源国患者的伦理风险、提高医疗服务的私有化、降低目的地国医疗服务的可及性
2014	吴之杰和郭清	目的地国：提升本国整体医疗服务质量、医疗服务的收益可以提高本国居民生活质量、吸引本国留学生回国工作、促进旅游业的发展 客源国：解决医疗费用过高和医疗等候时间过长问题、解决医疗设备和治疗手段落后问题	目的地国：占用国家公共资源、高水平医疗卫生人员向私人医疗机构流动、出现卫生不公平现象、医疗卫生服务价格升高、可及性变差、西方的医疗机构评审标准使本国机构失去特色 客源国：高水平医疗和护理服务需求加重本国医疗体系负担、并发症和感染及康复治疗转嫁给客源国医疗体系
2014	詹丽等	—	旅游者的权益保障风险、目的地国居民利益受损、医学伦理道德风险
2015	耿松涛	经济效益、社会效益、环境效益	影响目的地国的医疗秩序、目的地国居民医疗成本增加、盲目推崇医疗旅游产业

但是，医疗旅游的发展也给客源国和目的地国带来了不小的挑战。对客源国来说，医疗旅游的发展使本地医疗体系收入降低、客源流失（Johnston 等，2010；Naranong 和 Naranong，2011），而且一般游客在目的地

国接受医疗服务后会回到客源国，相应的术后并发症、副作用及康复治疗都转嫁给客源国医疗体系（Snyder 等，2013）。由于各国法律法规和伦理道德的区别，医疗旅游者的权益保障存在问题，而且某些医疗旅游项目的合法性和道德性也受到质疑（张彩霞，2012）。此外，研究发现，医疗旅游对客源国的传染病控制和公共健康都带来潜在影响（Chen 等，2015）。医疗旅游的发展对目的地国带来的负面效应更加突出。一般来说，医疗旅游者的支付能力高于目的地国本地居民，造成了高水平的医护从业人员向从事医疗旅游的机构流动（Snyder 等，2013），从而出现了本地医生资源短缺和医疗费用的上涨，降低了本地居民医疗服务的可及性，加剧了卫生不公平现象（詹丽等，2014；耿松涛，2015）。同时，由于发展医疗旅游，各国医疗机构均向西方评审标准看齐，本国的医疗服务将失去特色（Johnston 等，2010）。医疗旅游的发展给客源国和目的地国带来了极大的机遇和挑战，因此，各国在制定医疗旅游相应的政策时，需要全面考虑利弊，争取在不损害本国居民医疗和旅游权益的同时，享受医疗旅游带来的经济效益和社会效益。

2.1.4　医疗旅游的发展路径和产品开发

结合国内外的研究发现，医疗旅游在不同时期、不同目的地及不同国家背景等因素的作用下呈现出不同的发展路径。国外学者的研究大多是在特定经济社会背景下的单案例国别研究，揭示了医疗旅游产业在不同国家的技术、需求、供给、产业组织和制度政策等方面的不同发展轨迹。表 2－3 总结了其中典型的五种发展路径。

表 2－3　医疗旅游的发展路径

发展路径	国家	年份	作者
以医疗作为核心竞争力	土耳其	2007	Sayilia 等
	瑞士	2011	Hartwell
以国家医疗服务体系引领医疗旅游发展	英国	2013	Hanefeld
			Lunt 等

发展路径	国家	年份	作者
以合作联盟构造高品质医疗旅游目的地	奥地利	2013	Fyall 等
	斯洛文尼亚		
	匈牙利		
以低成本特色医疗旅游打造竞争优势	印度	2006	Chacko
		2010	Vijaya
		2011	Solomon
		2014	Mudaliar
	马来西亚	2007	Leng
		2011	Ormond
	新加坡	2010	Lee
	泰国	2011	Naranong 等
	韩国	2013	Kim 等
		2013	Song 等
依托产业园区和产业集群协同发展	德国	2014	Pechlaner 等
			Pforr 等

国外学者除了单案例国别研究，还有少量多案例跨国比较研究，如新马泰三国在医疗旅游的组织结构、国家战略和公共政策方面的比较研究（Pocock 和 Phua，2011），中日韩三国医疗旅游者的跨文化比较研究（Yu 和 Ko，2012）等。国内学者针对医疗旅游的发展路径研究较多集中在产品开发、区位选择和发展条件等方面，并体现出将比较优势转化为竞争优势的理念。

准确的医疗旅游产品定位，在于突出其特色的医疗服务资源，吸引更多的游客前来参加，同时达到发展医疗和旅游的多重目的。因此，许多作者在分析区域资源或者建议产品开发时，都会提出一些适合本地开拓的医疗旅游产品。德国、新加坡等发达国家医疗旅游的发展突出高质量的医疗服务、较好的医疗信誉和较低的医疗价格来吸引游客（梁金兰，2012）；印度、泰国、马来西亚等发展中国家则突出其特色的医疗服务，如 SPA 等，以及医疗服务产品的物美价廉（刘庭芳等，2016；邓文志和闻武刚，2011；徐菲，2006；詹丽等，2014）；葡萄牙利用其地理优势，大力发展温泉旅游项目（Rocha 和 Brandao，2014）。

针对我国具体情况，张广海等在分析我国医疗旅游资源类型的基础上，将我国医疗旅游划分为东部现代医疗旅游区、西部中医治疗旅游区、中部医疗购物旅游区以及东北养生休闲旅游区四类（张广海和王佳，2012）。周翀燕提出，在医疗旅游产品的开发层面上，要致力于改善和丰富我国医疗旅游产品的内涵，树立创新意识，注重医疗旅游系列产品和项目的开发（周翀燕，2015）。国内多地学者结合当地实际情况，提出了医疗旅游产业发展的新模式和特色的医疗旅游产品开发，如西安（王琼和温小霓，2009）、北京（侯胜田等，2015）、长沙（杨利，2012）等。刘庭芳等在 2016 年发表了一系列文章，针对中国发展国际医疗旅游服务的相关宏观政策、准入制度构建、运营和流程构建、机构评价体系等具体事宜提出了系统性的建议（刘瑞琦和刘庭芳，2016；刘永生和刘庭芳，2016；马行舒和刘庭芳，2016；薛国峰和刘庭芳，2016）。

2.2　医疗旅游微观层面的研究

近年来国内外医疗旅游研究重心由宏观层面的定性研究开始向个体层面量化研究转移，研究集中在医疗旅游相关的个体，如医疗旅游者、医疗旅游服务提供者和陪同者以及医疗旅游中介机构等。尽管医疗旅游微观层面的量化研究还不太多，但这些实证的研究对我们明确医疗旅游者的行为特征、制定有针对性的政策和建议起到了重要作用。

2.2.1　医疗旅游者的研究

根据心理学的行为理论，行为的产生首先来源于个体的动机，之后个体产生行为的意向，做出行为的决策，最终出现某种行为，并伴随相应的体验。本研究从医疗旅游者的动机、意向和态度、决策以及体验等四个方面来总结针对医疗旅游者的研究。

2.2.1.1　医疗旅游者的动机

根据马斯洛的需求层次理论，医疗旅游动机产生的根本原因在于医疗旅游者的需求（Maslow，1943）。根据表 2 - 1 对医疗旅游发展影响因素的分析，国内外学者较为一致地认为医疗旅游者的需求包括更高的医疗服务质量（Rad 等，2010）、更短的医疗等候时间（Li，2014）、更便宜的医疗费用（Smith 和 Forgione，2007）、医疗隐私（Connell，2006）以及某些受限制的医疗项目（Moghimehfar 和 Nasr – Esfahani，2011）等。一项 2011 年针对赴港进行医疗旅游的内地游客的研究发现，逃避独生子女政策是游客赴港生子的最主要动机（Ye 等，2011）。孙静等针对青岛外籍游客的旅游需求的研究发现，大多数外籍游客（62.8%）有医疗旅游的需求，其中需求类别主要分为西医治疗、中医治疗、康复疗养、中药购物和健康体检（孙静等，2013）。针对南京中老年人对医疗旅游的期待研究发现，由于中老年疾病大多是慢性病，因此，只有18%的中老年人期望通过医疗旅游彻底治愈疾病，近一半的中老年人期望医疗旅游可以缓解身体不适症状，25%的中老年人期望医疗旅游可以起到预防疾病的作用（朱昕婷和徐怀伏，2015）。可以看出，对健康的需求是消费者进行医疗旅游的最大动机，但是医疗旅游者的个性特征及需求差异导致他们的动机多种多样，针对不同群体医疗旅游需求和动机的研究是未来研究应该加强的内容。

2.2.1.2　医疗旅游者的意向和态度

根据 Ajzen 提出的计划行为理论（Theory of Planned Behavior，TPB），个体的行为可以通过行为意向进行预测，行为意向包括三个维度：行为态度、主观规范以及对知觉行为的控制。Martin 等利用 TPB 理论设计了医疗旅游意向的调查问卷，包括29 个条目，分布在行为态度、主观规范和对知觉行为的控制三个维度（Martin 等，2011）。Reddy 等利用 TPB 理论调查美国大学生对医疗旅游的态度和意向，发现大学生对赴发展中国家接受医疗服务的意向很低（Reddy 等，2010）。Lee 等应用 TPB 理论调查日本游客赴韩国进行医疗旅游的意向，发现健康治疗意向和美容治疗意向的影响因素不同，其中口碑的信息传播和参与者的反馈对消费者的医疗旅游意向有重要影响（Lee 等，2012）。此外，文化也会影响医疗旅游者的感知和意向（Yu 和 Ko，2012）。一项针对中国、日本、韩国三国游客的研究发现，不同的文化背景影响游客对医疗旅游目的地的选择、对不便性的感知和对医疗旅游产品的选择（Yu 和 Ko，2012）。国内学者也对医疗旅游者的意向和态度做了一些研究，青岛外籍游客医疗旅游的意向受到年龄、自评健康状况以及对医疗旅游了解度的影响（孙静等，2013）；南京中老年人医疗旅游的意向受到价格、医疗旅游时长等因素的影响（朱昕婷和徐怀伏，2015）。目前中国正处在医疗旅游发展的初级阶段，真正接受过医疗旅游的消费者并不多，因此，研究潜在消费者的医疗旅游意向，把握其影响因素，是现阶段医疗旅游研究的重中之重。

2.2.1.3　医疗旅游者的决策

Sarwar 等通过对相关资料的归纳总结，提出医疗旅游目的地的选择受到费用、医疗服务质量、服务类型、医疗服务可及性和医疗旅游地营销冲击五个因素的影响（Sarwar 等，2012）。Cohen 等认为医疗旅游者的决策受到距离、文化认同、语言、医疗专业化程度、广告、医疗设施水平的影响，医疗旅游目的地更倾向于选择通过 JCI 认证的医疗机构和在美国受过专业教育的医护人员（Cohen 等，2010）。Kumar 等认为医疗旅游者的决策受到费用、医疗服务安全性、医疗旅游者的种类和地区等因素影响（Kumar 等，2011）。一项在马来西亚全国范围内发放的调查问卷显示，在马来西亚进行医疗旅游的大部分消费者曾受到亲朋或者医生的推荐（Yeoh 等，2013）。另一项针对在伊朗进行辅助生殖医疗旅游的游客调查显示，除了费用、距离、医疗服务水平、旅游吸引力之外，法律、道德和宗教因素同时影响游客对医疗旅游目的地的选择（Moghimehfar 和 Nasr – Esfahani，2011）。

2.2.1.4　医疗旅游者的体验

一项针对医疗旅游体验的综述报告显示，绝大部分关于游客体验的报告来自媒体，科学研究中仅有 5 篇文献采用实证研究方法（Crooks 等，2010）。医疗旅游服务的质量、服务提供者的态度等影响消费者的体验和满意度（Ye 等，2011）。Han 等的实证研究发现，感知到的医疗旅游服务质量会影响医疗旅游选择意向，而对服务的满意度和信任度作为中介变量调节医疗服务质量和重游意向的关系（Han 和 Hyun，2015）。一项针对突尼斯整形美容的医疗旅游研究发现，顾客体验的感知价值包括功能价值、社会价值、认知价值三个维度（Hallem 和 Barth，2011）。国内关于医疗旅游者满意度的研究并不多见，张维亚等基于心境理论的研究发现，心境状态对医疗旅游者的期望、体验和满意度的形成有显著影响（张维亚等，2013）。

综上可见，国外关于医疗旅游者层面的量化研究已逐渐增多，但国内对医疗旅游者的定量研究尚在起步阶段。医疗旅游者的动机、意向和态度、决策以及体验均是医疗旅游研究的重要领域。此外，医疗旅游者具体的消费行为，如停留时间、费用、医疗与旅游的结合等也是未来研究的重要方向。

2.2.2　医疗旅游利益相关者的研究

医疗旅游利益相关者，如医疗旅游服务提供者、陪同者、中介机构、投资者等，也是医疗旅游活动重要的参与者，研究者针对这部分人群也做了相关研究。Qadeer 等在印度对医生的研究发现，大部分医生认为印度医疗旅游市场前景广阔，但是仅少部分医生希望在其所在医院开展医疗旅游，可能的原因是医疗旅游导致公立医院的资源匮乏和对私立医院的资源倾斜（Qadeer 和 Reddy，2013）。Casey 等认为医疗旅游的陪同者同时起到知识中介（促进医疗旅游者和服务提供者的信息传递）、看护者（生理和情绪上的照顾）、引导者（处理文件和协调行程等）三重作用，在医疗旅游活动中起到了重要作用（Casey 等，2013）。Peters 等针对医疗旅游中介机构的研究发现，绝大部分中介机构认为医疗旅游市场将继续扩大，医疗旅游的费用、服务质量、服务提供者的经验及声望、旅行距离及候诊时间会影响中介机构及其客户对医疗旅游目的地的选择（Peters 和 Sauer，2011）。一项针对希腊 337 家五星级酒店的研究发现，高星级酒店因其接待能力和相应设施较好，大部分愿意发展医疗旅游业务（Sarantopoulos 等，2014）。目前国内尚未开展医疗旅游利益相关者方面的研究。

2.3　结论和启示

通过上述文献分析可以看出，医疗旅游的研究最早集中在宏观市场层面，主要采用案例分析、国际对比、SWOT 分析等定性研究方法。随着医疗旅游市场的扩大，国内外学者开始使用定量研究方法分析微观个体层面的行为特征。宏观层面的研究发现：①影响医疗旅游发展的核心因素是医疗旅游目的地的医疗技术及相关的医疗服务及费用；②医疗旅游的客源主要来自发达国家，也包括发展中国家一些经济能力和医疗诉求较高的人群；③医疗旅游对社会和经济产生正效应的同时，也不可避免地带来了负效应；④医疗旅游的产品开发需要明确产品定位，利用当地旅游资源，突出其特色的医疗服务资源，以达到发展医疗和旅游的双重目的。

微观个体行为研究发现：①对健康的需求是消费者进行医疗旅游的最大动机，但是医疗旅游者的个性特征及需求差异导致旅游者的动机多样；②口碑的信息传播、过往医疗旅游参加者的信息反馈、文化等因素影响潜在医疗旅游消费者的意向和态度；③医疗旅游决策行为影响因素包括费用、医疗服务质量、医疗服务类型、医疗服务可及性、医疗旅游地营销冲击、医疗机构认证、亲朋或者医生推荐、法律、宗教等；④医疗旅游服务的质量、服务提供者的态度等影响消费者的体验和满意度；⑤医疗旅游服务提供者、陪同者、中介机构、投资者也是医疗旅游活动重要的参与者，对医疗旅游的发展起到重要作用。上述对医疗旅游研究的总结，对我国未来医疗旅游研究和实践有重要启示。

2.3.1　对我国医疗旅游研究的启示

2.3.1.1　研究方法上定性和定量研究相结合

通过上述文献分析可以看出，目前医疗旅游的研究，以定性研究为主，方法包括案例分析、国际对比、SWOT 分析等，定量研究正处在起步阶段，方法包括社会网络分析、问卷调查、实验研究等。未来的研究需要定量和定性相结合，在微观个体层面注重定量方法的使用，为医疗旅游的发展提供更多可靠的数据支持。

2.3.1.2 研究层面上宏观市场和微观个体相结合

宏观市场层面的分析对把握医疗旅游的发展趋势起到重要作用，目前我国医疗旅游的相关研究主要集中在宏观层面，微观个体层面的研究相对不足。由于医疗旅游者的个性特征和服务需求多种多样，只有在深入分析旅游者消费个性和行为特征的基础上，才能提出适合某一地区医疗旅游发展的相关对策和建议。因此，未来研究可以着重探析我国医疗旅游者的旅游动机、旅游意向和态度、旅游决策影响因素、旅游消费行为、旅游体验、重购意向等，为未来国内医疗旅游的研究和实践发展提供理论支持。目前中国正处在医疗旅游发展的初级阶段，真正接受过医疗旅游的消费者并不多，因此，研究潜在消费者的医疗旅游意向，把握其影响因素，是现阶段医疗旅游研究的重中之重。此外，对医疗旅游者具体的消费行为，如停留时间、费用等尚未开展具体研究，这也是未来研究的重要方向。

2.3.1.3 研究对象的细分化

通过文献研究发现，医疗旅游者的个性特征、需求差异、文化等因素影响医疗旅游者的动机和决策；医疗旅游服务提供者、陪同者、中介机构、投资者也是医疗旅游活动重要的参与者，对医疗旅游的发展起到重要作用。目前的研究主要涉及医疗旅游者这一群体，并未区分不同个性特征、文化背景的旅游者存在的行为特征差异。未来的研究对象可适当细分为医疗旅游者、医疗旅游服务提供者、医疗旅游中介机构、医疗旅游陪同者、医疗旅游目的地居民等群体。同时，医疗旅游细分群体的利益需求、价值观、生活方式各有差异，研究这些群体在医疗旅游发展中的行为及变化机制等，可以进一步补充和完善医疗旅游的相关研究。

总之，在健康服务业和旅游业蓬勃发展的背景下，未来的研究方向需要紧密结合国家发展需要，推动医学、旅游学、经济学、心理学等相关学科的交叉融合，采用综合的定性和定量研究方法，系统研究医疗旅游的宏观市场层面和微观个体层面问题，同时将医疗旅游的研究扩展到各个相关利益群体，以全面促进我国医疗旅游的科学研究发展。

2.3.2　对我国医疗旅游实践的启示

2.3.2.1　提高医疗服务质量，增强旅游者的满意度

本研究发现，医疗旅游服务的质量以及服务提供者的态度影响消费者的体验和满意度。同时，医疗旅游口碑信息的传播和医疗旅游参与者的信息反馈进一步影响潜在医疗旅游者的选择意向和态度。在此基础上，为了进一步促进医疗旅游的发展，应提高我国医疗技术水平和服务质量，促进全国范围内尤其是旅游资源丰富的地区医疗技术的发展，同时增强医疗旅游服务提供者的服务意识，改进服务态度，增强医疗旅游者的满意度，从而促进我国医疗旅游业良性循环发展。

2.3.2.2　促进医疗旅游的国际化

医疗服务的国际化认证程度和服务质量是影响消费者决策的重要因素，但是目前我国医疗卫生机构对申请国际化认证不够重视。截至 2016 年 10 月，只有 38 家医院通过国际 JCI 认证。因此，未来相关医疗卫生机构应当研究并建立一整套与国际接轨的诊疗服务流程和医疗技术标准，创建国际化的医疗服务质量管理体系，同时引入专业的服务管理人员，如专业的酒店管理人员，来管理医院，提高管理水平，以吸引国外医疗旅游者。

2.3.2.3　推出特色医疗旅游产品

医疗旅游服务的产品类型影响旅游者的决策行为，同时文化等因素影响潜在医疗旅游者的意向和态度。中国具有丰富的中医药资源和历史悠久的中医文化，中医药不仅在疾病治疗方面具有独特的疗效，在养生保健、疾病预防方面也具有明显的优势。为此，我国医疗旅游目的地应提供特色的医疗旅游服务，促进高新科技和传统医学的融合。近年来，随着屠呦呦获得诺贝尔生理学或医学奖，美国"飞鱼"菲尔普斯在巴西里约奥运会上进行拔罐理疗，中医疗法在西方的影响力逐渐加强，在法国和美国有医生获得了中医疗法的职业许可。因此，实践中应利用我国传统的中医药优势，开发特色旅游产品，打造中西结合的国际医疗旅游品牌。同时，国内各地应研究独具地方特色的个性化医疗旅游服务和产品，吸引来自不同国家和文化背景的消费者，避免扎堆发展。

2.3.2.4 加强政府宏观管理，完善医疗旅游政策法规

特色医疗旅游品牌的建立离不开政府的宏观指导及旅游产业、健康产业的共同努力。应以发挥市场的决定性作用基础上的医疗旅游企业为创新主体，满足医疗旅游者和潜在旅游者的消费需求，政府进行引导和制定行业准入和推出规则，行业协会、非政府组织等提供辅助支持，进一步完善医疗旅游业的配套法律法规，以促进其健康、有序发展。此外，通过文献梳理可以看出，医疗旅游的发展对社会和经济产生正效益的同时，也不可避免地带来了负效益。因此，我国在制定医疗旅游相应政策时，需要全面考虑利弊，争取在不损害本国居民医疗和旅游权益的同时，享受医疗旅游带来的经济效益和社会效益。

2.3.2.5 加强医疗旅游营销和推广

医疗旅游口碑的信息传播、过往医疗旅游参加者的信息反馈、医疗旅游地营销等均影响消费者对医疗旅游地的选择。因此，应促进医疗旅游地的营销和推广。除了传统媒体推广以外，互联网技术的发展带动的网络营销、顾客点评、参与者的社群互动等均可以用来促进医疗旅游的发展。但是，目前我国规定公立医院提供特需服务的比例不超过全部医疗服务的10%，并限制了公立医院的广告营销。这就导致掌握了我国大部分医疗资源的公立医院难以开展相关的医疗旅游业务。未来随着医疗旅游政策的进一步完善，我国医疗旅游业应加大宣传和推广力度，以突出我国医疗旅游特色，促进健康服务业的良性发展。

2.3.2.6 发挥医疗旅游利益相关者的作用

医疗旅游中介机构、投资者也是医疗旅游活动重要的参与者，对医疗旅游的发展起到重要作用。国外医疗中介公司随着医疗旅游的兴起而发展起来，成为医疗旅游不可或缺的部分。虽然我国有些地区早已成为重要的医疗旅游目的地，但是大多数游客仍是通过医疗机构的网站宣传和口碑效应而来。因此，我国医疗旅游发展需要正规、专业的医疗中介公司，由其担任医疗机构和游客之间沟通的桥梁。此外，医疗旅游投资者的作用也不容小觑。高星级酒店因其接待能力和相应设施较好，大部分愿意发展医疗

旅游业务。因此，可以利用酒店的投资资源，建立专门的医疗旅游酒店。韩国首尔等地发展的医疗旅游酒店就是其中的典范，在吸引游客方面发挥着重要的作用。

第3章　医疗旅游研究的理论模型

近些年来，医疗旅游行业在世界范围内迅速发展，其规模也在不断扩大。同样的，医疗旅游领域的学术研究成果也可谓硕果累累。许多学者透过医疗旅游行业的发展表象，从宏观和微观的角度揭示行业发展规律，形成极具参考价值和借鉴意义的医疗旅游开发模型。

3.1　医疗旅游决策理论框架

医疗旅游决策理论（Smith 和 Forgione，2007）是基于消费者层面所提出的理论，如图 3 - 1 所示。它是一个影响医疗旅游者寻求海外医疗服务决策因素的二阶段模型。在模型的第一阶段，医疗旅游者考虑的是目的地国家的选择，此时国家的政治环境、经济环境和监管政策等因素在其决策中

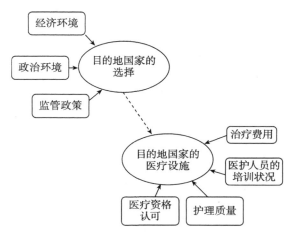

图 3 - 1　医疗旅游决策理论框架

40

发挥作用；在模型的第二阶段，医疗旅游者考虑的是目的地国家的医疗设施，此时治疗费用、医护人员的培训状况、护理质量和医疗资格认可等因素在其决策中发挥作用。该理论框架所传达的是，在医疗旅游者的整个决策过程当中，并没有占据主导地位的因素，各个因素均发挥着同等作用。

3.2 医疗旅游市场描述和销售渠道理论框架

医疗旅游市场描述和销售渠道理论（Caballero‐Danell 和 Mugomba，2007）的提出使我们在医疗旅游决策理论的基础上更好地了解医疗旅游的现状和预期的发展状况。医疗旅游的市场描述（见图 3‐2）是一份地图，上面记录了从电子媒体、报纸、期刊、杂志和学术材料中收集到的所有信息。它描述了医疗旅游行业的市场结构，考虑了所有相关的利益相关者，并且允许消费者利益、品牌、法律框架、基础设施、目标市场、产品、沟通渠道、运营商、中介机构和社会问题，在该行业的分析和描述中被列入考虑范围。

与此同时，Caballero‐Danell 和 Mugomba 还提出了医疗旅游销售渠道模型，用于识别和区分将医疗旅游消费者与医疗旅游目的地联系起来的三个分销渠道（见图 3‐3），分别是运营商、目标消费市场的代表（也被称为中介）和口碑。一般来讲，由于医疗旅游的特殊性，医疗旅游者和目的地之间很难自动连接，往往需要一些中间渠道使得二者的连接更加顺畅。

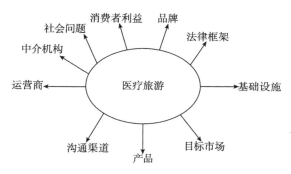

图 3 – 2　医疗旅游市场描述

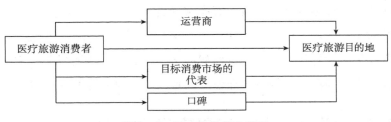

图 3 - 3　医疗旅游销售渠道

3.3　医疗旅游动机理论框架

医疗旅游动机理论来源于 Ye，Yuen 和 Qiu 等（2008）进行的一项香港潜在游客的医疗旅游的动机和障碍的调查研究。在该研究中，他们发现医疗旅游者的动机与大众旅游者不同，前者更关心医疗因素，而后者更关心目标属性。随后他们采取了案例研究的方法，借助推拉激励理论，并由此建立了医疗旅游者动机的框架（见图 3 - 4）。该理论框架所呈现出的医疗旅游者的动机主要包括四大类，分别是促进因素、拉力因素、推力因素和

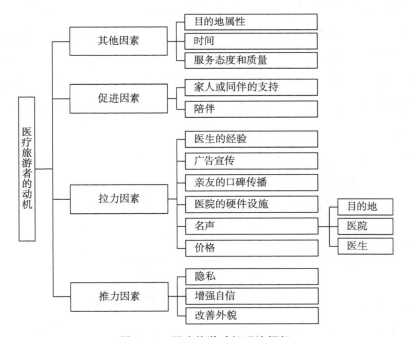

图 3 - 4　医疗旅游动机理论框架

其他因素。促进因素包含了家人或同伴的支持和陪伴；拉力因素包含了医生的经验、广告宣传、亲友的口碑传播、医院的硬件设施、名声和价格等；推力因素包含了隐私、增强自信和改善外貌；其他因素包含目的地属性、时间、服务态度和质量等。该理论对政府机关、医疗机构等利益相关者都具有巨大的参考价值，只有充分了解医疗旅游者的动机，才能促进医疗旅游市场的发展。

3.4　医疗旅游经济理论框架

医疗旅游经济理论（Heung 等，2010）框架由具有交互作用的供给和需求两个部分组成，它从医疗旅游者决策过程的角度提供了医疗旅游市场的整体视图（见图 3 - 5）。它的提出是为了结合医疗旅游行业的各个方面更加充分地解释医疗旅游现象，使得这一理论模型足够普遍，可以容纳不同类型的医疗旅游者。

模型中需求的部分是指影响医疗旅游者对目的地和医疗选择的决定因

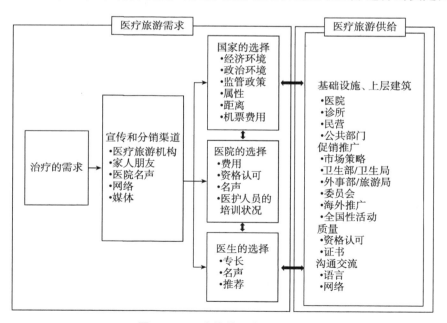

图 3 - 5　医疗旅游经济理论框架

素。这些需求因素代表了一个潜在的医疗旅游者基于特定需求的期望，并推动了旅游决策。潜在游客需要治疗，想要做出最好的决定，为此，他可能首先考虑模型中的第一阶段，也就是分销渠道。但是具体的分销渠道排名顺序会根据其具体的需求而改变，例如接受美容手术的病人和需要肝移植的病人会有完全不同的决定。成本效益可能是进行整容手术的病人的主要考虑因素，而医生的资格可能是器官移植病人的主要考虑因素。因此，该模型能够适应有不同医疗需求的潜在医疗旅游者的决策过程。

模型中供给的部分包含了医疗旅游目的地提供的所有设施和服务等。几个基本因素代表了整个医疗旅游的供给面，例如，目的地的基础设施、上层建筑和先进的医疗设施，以及这些设施和服务的质量，应该满足病人的期望。为了提供国际标准的医疗服务，一个目的地需要有一个良好的沟通结构，以及会说多种语言的医务人员，同时由政府部门领导的全国性的活动或海外营销策略等方式也极为重要。

模型中的需求和供给两个方面的因素相互作用，直接或间接地影响着潜在医疗旅游者的选择。

3.5 医疗旅游目的地营销理论框架

医疗旅游目的地营销理论（Heung 等，2011）框架是基于香港医疗旅游发展而来，体现了框架中各主要成分（也被称作主要障碍）与医疗旅游发展的关系，以及各主要成分之间的相互关系（见图 3-6）。该理论框架的主要成分包括经济因素、专业和人力因素、政府态度、投资潜力、基础设施、促销推广、语言沟通、设施和景点以及政策和条例。其中经济因素由成本组成；专业和人力因素包含专家、专业护士培训等内容；政府态度包含政府支持、当地医疗服务需求等内容；投资潜力包含合作活动和私营部门利益；基础设施包含容量、支持性设施等内容；促销推广包含网络、推广机构等内容；政策和条例包含对广告的限制、对新政策的需要等内容。图中的实线箭头表示各因素对医疗旅游发展的直接影响，而虚线箭头则表示各因素之间的相互关系。例如，对广告的限制、对新政策的需要，以及由严格的医疗规则和手续组成的政策和条例会影响医疗旅游的发展，而该因素与促销推广、投资潜力以及政府态度是相互关联的，它可能影响其他三个因素。

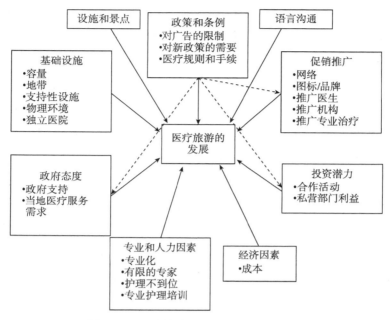

图 3 - 6　医疗旅游目的地营销理论框架

3.6　医疗旅游发展路径框架

医疗旅游发展路径框架（Chuang 等，2014）是构建者在许多不同学科和不同背景的研究的基础之上，采用主路径分析方法，运用独特的定量与引文相结合的方法，分析了医疗旅游的重要发展轨迹、重要文献以及近年来活跃的研究领域的成果（见图 3 - 7）。路径图当中方形、圆形和三角形的节点分别表示源头、中间过程和未来趋势。该框架显示了两种截然不同的发展路径：路径 A 更加关注医疗旅游的演变、动机因素、营销策略和经济分析；路径 B 强调器官移植、伦理、风险、规范、术前术后等问题。这两条路径最终合并为引文网络中的一个公共节点，展示了医疗旅游行业未来的发展趋势，即从移植到美容领域。

从图 3 - 7 可以看出，该模型涉及 22 篇文献，其发表时间最早是 2004

年，最迟为 2013 年。路径 A 最初的研究表明，在医疗旅游行业发展过程中遇到的许多与道德相关的问题，必须通过所有参与者来解决，包括临床医生、代理人或行业经理。路径 B 的源头文献来自 Canales 等（2006），研究指出在医疗旅游行业中，人体组织移植面临的伦理、法律和物流难题之间的相互关系可能极其复杂，Canales 等（2006）首先描述了海外肾脏移植回国患者的医疗结果，尤其是医疗安全问题。两条路径的公共节点文献来自 Penney 等（2011），他们研究了 17 个网站，发现加拿大医疗旅游经纪网站在范围、内容、专业性和信息深度上差异很大，医疗旅游行业的培训和认证、风险沟通和业务维度是值得进行重大改进的关键领域。预示着医疗旅游行业未来发展趋势的文献分别来自 Turner（2012）、Johnston 等（2010）和 Connell（2013）。Turner（2012）研究了出国进行整形手术或减肥手术的患者死亡率；Johnston 等（2010）的研究表明，医疗旅游虽发展势头良好，却也将面临新的和未预料到的问题；Connell（2013）揭示了医疗旅游行业正在稳步增长，而整容手术已经成为媒体讨论的焦点。

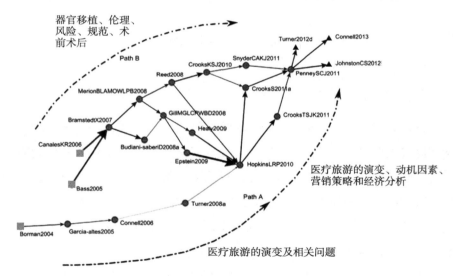

图 3-7　医疗旅游发展路径框架

第4章 基于计划行为理论的中国居民 医疗旅游意向研究

4.1 引言

医疗旅游是一种将旅游、医疗和健康服务相结合的新兴产业。根据世界卫生组织的预测，到 2022 年，旅游业将占到全球 GDP 的 11%，健康产业将占到 12%；医疗旅游则是这两大产业的有机结合（Connell，2013；刘庭芳等，2016；雷铭，2017）。目前，全球医疗旅游市场总体约为 600 亿美元，每年市场消费约为 210 亿美元，年增长率为 20%～30%，医疗旅游游客消费约为一般旅客的两倍以上，是全球成长最快的行业之一（Macready，2007；Pafford，2009；Naranong 和 Naranong，2011）。随着我国经济的快速发展、国民收入的增加、带薪年假制度的落实，旅游逐步从单纯的观光旅游转型为观光、休闲、度假等复合体验旅游，加上新医改的出台，都为我国医疗旅游的发展提供了良好的条件和坚实的保障。

世界旅游组织（World Tourism Organization）认为医疗旅游是以医疗护理、疾病与健康、康复与休养为主题的旅游服务（梁湘萍和甘巧林，2008；Connell，2013；刘建国和张永敬，2016）。Bookman 等将医疗旅游分为侵入性手术治疗、医疗诊断和生活方式医学三类（Bookman 和 Bookman，2009）。梁湘萍等将医疗旅游需求分为以"治"为主和以"疗"为主两大类（梁湘萍和甘巧林，2008）。尽管国内外专家已经对医疗旅游进行了系列研究，但是现有医疗旅游的研究主要存在三个局限性。第一，大多数研究采用定性的研究方法，集中介绍医疗旅游的案例或者市场分析，针对医疗旅游行为尤其是医疗旅游意向的实证研究很少。第二，多数研究停留在探讨医疗旅游和影响因素的关系上，缺少理论的研究框架，导致医疗旅游的研究缺乏理论深度，结果零散且系统性低。第三，目前中国正处在医疗旅游发展的初级阶段，真正接受过医疗旅游的消费者并不多，使得对医疗旅游消费者的深入研究存在瓶颈。

计划行为理论（Theory of Planned Behavior，TPB）是解释和预测个体行为的重要理论，该理论认为行为意向是行为的直接决定性因素（Ajzen，1991，2010），因此，研究医疗旅游的行为意向可以预测未来中国居民的医疗旅游行为。目前，已有 5 篇相关研究应用计划行为理论解释医疗旅游的意向（Reddy 等，2010；Lee 等，2012；吴之杰，2015；Chang 等，2016；Seow 等，2017），表明计划行为理论模型在研究医疗旅游行为意向方面具有很强的适用性。但是目前研究对象多集中于国外旅游者，研究内容集中于行为态度、主观规范和知觉行为控制等前因变量对医疗旅游意向的直接影响，且研究结果不一致，而模型中较少引入情境因素，即较少研究情境因素对医疗旅游意向的调节作用。本研究将以计划行为理论为指导性框架，采用问卷测量的方法考察：①中国情境下计划行为理论解释医疗旅游意向的适用性，进一步考察中国居民的行为态度、主观规范和知觉行为控制对医疗旅游行为意向的影响强度；②宣传力度这一重要情境因素对行为态度、主观规范和知觉行为控制与医疗旅游行为意向关系的调节作用，以期为未来提出有针对性的医疗旅游发展政策和建议提供实证支持。

4.2　文献综述

4.2.1　医疗旅游

国内外关于医疗旅游的表述很多，包括医疗旅游（medical tourism）、健康旅游（health tourism）、保健旅游（healthcare tourism）、养生旅游（wellness/wellbeing tourism）等。相对而言，健康旅游的历史更为久远，可以追溯到 14 世纪初温泉疗养地 SPA 的建立。不过，近年来医疗旅游的研究强调医疗服务的提供，不管是产业还是学术研究的角度，医疗旅游较健康旅游都更为流行，因此，本书采用医疗旅游指代这种新的"医疗 + 旅游"服务模式。世界旅游组织从旅游服务的角度对医疗旅游进行界定：以医疗护理、疾病与健康、康复与休养为主题的旅游服务。具体来说，医疗旅游是人们由于常住地的医疗服务不够完善或者太昂贵，在异地（尤其是异国）实惠或具特色的医疗、保健、旅游等服务或活动的吸引下，到异地接受医疗护理、疾病治疗、保健等医疗服务与度假、娱乐等旅游服务的过程（张文菊等，2007；刘庭芳等，2016；雷铭，2017）。目前，国内外学者倾向于将医疗旅游等同于国际医疗旅游，认为医疗旅游是指人们到其他国家或地区寻求医疗服务的活动（Heung 等，2010；Lee 等，2012）。本研究综合各学者及各机构对医疗旅游的定义，认为医疗旅游是指人们前往国外/境外的旅游目的地寻求医疗服务并进行观光旅游的一种活动。

医疗和旅游的结合模式也是研究者们感兴趣的问题。目前，关于医疗旅游，企业界和学术界公认可以将医疗旅游分为以医疗服务为主的重医疗旅游和以康复疗养为主的轻医疗旅游两类。重医疗旅游与医疗服务、医疗诊断、生活方式服务关系更加密切，轻医疗旅游更多的是指以休闲和疗养为主的旅游活动。Bookman 等（2009）将医疗旅游分为侵入性手术治疗、医疗诊断和生活方式医学三类。梁湘萍等（2008）将医疗旅游需求分为以"治"为主和以"疗"为主两大类：以"治"为主的医疗旅游可分为基本无生命危险的项目、有生命危险且医疗资源较为稀缺的项目（如器官移植手术）、客源国尚未开发或被法律禁止的医疗项目（如堕胎等）三大类；以"疗"为主的医疗旅游需求主要有康复理疗类项目（如医疗检查、美容等）。从我国实际出发，医疗旅游目前可分为三种形式：以"治"为主的西方医学技术主导型，如手术治疗等；兼顾"治"和"疗"的中国传统医学旅游；以"疗"为主的康复疗养旅游，如温泉治疗、森林治疗等。

为了促进医疗旅游的发展，研究者们集中研究了医疗旅游发展的影响因素。从国内外相关文献来看，早期针对医疗旅游影响因素的研究主要采用定性研究方法，从宏观层面研究医疗旅游发展的动机，即医疗旅游发展的驱动因素和阻碍因素。内部驱动因素包括客源国民众医疗服务需求的增长与医疗资源供需的矛盾、客源国与目的地国医疗技术和医疗服务质量的差异、医疗服务费用的差异、医疗等候时间的差异、医疗保险覆盖面的差异等方面（Heung 等，2010；Ye 等，2011；Han 等，2015；刘建国和张永敬，2016），外部驱动因素主要包括世界政治经济一体化、网络等信息技术的发展、便捷的交通等（Pafford，2009；Johnston 等，2010；Naranong 和 Naranong，2011）。制约因素主要包括医疗技术和专家的缺乏，政府支持度低，服务质量低，语言障碍及宗教、政策法律、伦理等方面（梁湘萍和甘巧林，2008；Heung 等，2011；Connell，2013；雷铭，2017）。以往研究为本书医疗旅游意向影响因素的分析提供了有益的参考。不过，上述大部分研究主要从理论和模型层面构建了医疗旅游发展的影响因素，缺少实证数据的支持。本研究将应用计划行为理论，从医疗旅游潜在参与者的角度考察医疗旅游意向形成的影响因素，进一步从微观层面拓展对医疗旅游意向的理解。

4.2.2　计划行为理论和医疗旅游

计划行为理论是解释和预测个体行为的重要理论，该理论认为行为意向是行为的直接决定性因素，因此，尽管大部分中国居民并没有直接参与医疗旅游的行为，但是通过对中国居民医疗旅游行为意向及影响因素的测定，可以预测未来居民参加医疗旅游的行为。计划行为理论已被证实具有良好的解释力（段文婷和江光荣，2008；杨留花和诸大建，2018），被广泛应用于多个领域（余福茂，2012；王宁，2014），尤其是可持续发展和健康相关的领域，如环境保护（余福茂，2012）、疫苗注射（陈榕等，2016），以及旅游相关的领域，如低碳旅游（胡兵等，2014）、乡村旅游（郭倩倩等，2013）等。

最近，随着各学科的交叉融合和医疗旅游研究的发展，少量研究开始应用计划行为理论分析医疗旅游的行为和意向，以解释和分析医疗旅游行为的影响因素。截至 2018 年 8 月，通过中国知网的主题词和关键词搜索"医疗旅游"和"计划行为理论"的文章，并在数据库 Web of Science 以"medical tourism"和"theory of planned behavior"搜索文章，共得到计划行为理论在医疗旅游研究中的应用文献 5 篇，其中中文学位论文 1 篇、英文文章 4 篇，如表 4 - 1 所示。

表 4 - 1　计划行为理论在医疗旅游意向研究中的应用

年份	作者	研究内容	研究结果	计划行为理论的拓展
2010	Reddy 等	美国大学本科生医疗旅游意向	行为态度和主观规范正向影响医疗旅游意向，知觉行为控制影响不显著	无
2012	Lee 等	日本游客赴韩国进行医疗旅游的意向	行为态度、主观规范、知觉行为控制均正向影响医疗旅游意向	将医疗旅游分为健康旅游和美容旅游两个维度
2015	吴之杰	杭州市社区居民医疗旅游行为意向	社区居民的行为态度、主观规范和知觉行为控制对医疗旅游意向具有显著的正向影响	在 TPB 模型中引入自我信念和医疗信念，作为行为态度的前因变量
2016	Chang 等	中国大陆居民赴台使用医疗旅游 App 的意向	行为态度、主观规范、知觉行为控制均正向影响医疗旅游 App 的使用意向	因变量从医疗旅游意向拓展为医疗旅游 App 的使用意向
2017	Seow 等	外国游客赴马来西亚参加医疗旅游的意向	行为态度和主观规范显著影响医疗旅游意向，而知觉行为控制对医疗旅游意向影响不显著	在 TPB 模型中引入感知风险、感知收益、资源可用性三个新变量，作为行为态度和知觉行为控制的前因变量

表 4 - 1 总结了计划行为理论在医疗旅游意向研究中的应用文章。Reddy 等（2010）最早应用计划行为理论研究美国大学生参加医疗旅游的意向，发现计划行为理论可以很好地解释医疗旅游意向。研究收集了美国大学 336 名本科生对出国参加医疗旅游的态度、主观规范和知觉行为控制数据，发现美国大学生对医疗旅游的态度和主观规范显著正向影响大学生对医疗旅游的意向，而知觉行为控制对行为意向的影响不显著。Lee 等（2012）应用计划行为理论，考察日本游客赴韩国进行健康旅游和美容旅游的意向，发现游客对医疗旅游的态度、主观规范和知觉行为控制均正向

影响日本游客的医疗旅游意向，其中知觉行为控制对医疗旅游的意向影响最为显著。Chang 等（2016）进一步应用计划行为理论考察中国大陆居民赴台使用医疗旅游 App 的意向，发现行为态度、主观规范、知觉行为控制均正向影响医疗旅游 App 的使用意向。Seow 等（2017）考察了外国游客赴马来西亚参加医疗旅游的意向，发现行为态度和主观规范显著影响医疗旅游意向，而知觉行为控制对医疗旅游意向影响不显著。Seow 等在 TPB 模型中引入感知风险、感知收益、资源可用性三个新变量，发现感知风险和感知收益影响医疗旅游的态度，资源可用性影响医疗旅游的知觉行为控制，进一步考察了态度和知觉行为控制的前因变量。目前，仅有一篇中文文献探讨了计划行为理论在医疗旅游意向中的应用。吴之杰（2015）研究发现，杭州社区居民的行为态度、主观规范和知觉行为控制对医疗旅游意向具有显著的正向影响，行为态度对医疗旅游意向的影响最为显著，同时拓展了行为态度的前因变量，发现自我信念和医疗信念通过行为态度间接影响医疗旅游意向。

综上可以看出，已有五项研究应用计划行为理论解释医疗旅游的意向，表明计划行为理论模型在研究医疗旅游行为意向方面具有很强的适用性。但是目前研究对象多集中于国外旅游者，仅有一篇研究考察了杭州居民的医疗旅游意向，而且上述五篇研究的结果并不一致，尤其是知觉行为控制对医疗旅游意向的影响结果不一致。因此，本研究的第一个目的是考察中国情境下计划行为理论解释中国居民医疗旅游意向的适用性，进一步探讨三个前因变量（行为态度、主观规范和知觉行为控制）对医疗旅游意向的影响强度。

国内外文献中除了直接利用计划行为理论对行为意向进行研究外，一些研究还在计划行为理论的基础上加入某个或某些变量作为情境因素来解释或者预测行为意向，增加了计划行为理论对特定行为意向的解释力（余福茂，2012；王宁，2014；杨留花和诸大建，2018）。情境因素也称为外部条件，是指个体在面临行为选择时所面临的客观环境，也就是对个体行为的实施产生影响的外界因素。宣传力度是指通过公众宣传渠道（媒体、网络等）、个人宣传渠道（口碑传播等）对信息进行宣传的力度（余福茂，

2012；王宁，2014；陈榕等，2016）。已有研究发现宣传力度是居民行为态度、主观规范和知觉行为控制与行为意向之间关系的重要调节因素（余福茂，2012；王宁，2014）。余福茂（2012）考察了情境因素对城市居民废旧家电回收行为的影响，发现环境知识、回收渠道和宣传力度等情境变量在居民废旧家电回收意向和回收行为之间起到调节作用，其中，在废旧家电回收领域对居民开展的宣传力度越大，越有利于促进居民的回收行为意向转变为最终的回收行为。王宁（2014）考察了法规政策和公众宣传两个情境因素对居民废旧家电回收渠道选择意向的影响，发现法规政策和公众宣传与选择意向具有显著相关关系，是选择意向的重要解释变量。同时宣传力度对选择态度－选择意向路径有显著的正向调节作用。不过，公众宣传对行为意向的影响并不总是正向的，尤其是对健康信息的负面宣传报道。陈榕等（2016）调查了2013年媒体报道乙肝疫苗事件后公众接种乙肝疫苗的态度和行为意向变化。研究发现，知晓该事件者，认为乙肝疫苗非常安全和安全的比例由事件发生前的60.78%下降至49.02%，下降了19.35%，一半以上医务人员对乙肝疫苗安全性存疑。媒体报道的乙肝疫苗事件已对公众接种乙肝疫苗和预防接种安全性的信心和行为意向产生较大影响。目前网络和电视中，对医疗旅游尤其是赴韩国医疗美容的负面报道较多，个体注意力更容易被整形失败的报道吸引（Hallem等，2011；Lee等，2012；李美娘，2013）。同时，由于目前中国医疗市场的矛盾突出，个体对医疗商业宣传的信任度降低（陈榕等，2016）。宣传力度对医疗旅游意向的影响也是一个值得研究的内容。

综上可以看出，计划行为理论在废旧家电回收渠道选择意向、疫苗接种意向等行为意向的研究中已经引入宣传力度作为调节因素，但宣传力度这一情境变量的研究结果并不一致。目前，尽管计划行为理论已经应用到医疗旅游意向的研究中，但是研究仅集中在行为态度、主观规范和知觉行为控制等变量对医疗旅游意向的直接影响，并未将情境因素纳入模型中。本研究的第二个目的是考察宣传力度这一重要情境因素对行为态度、主观规范和知觉行为控制与医疗旅游行为意向关系的调节作用。

4.2.3 研究假设的提出

根据 Ajzen 提出的计划行为理论，个体的行为意向是决定行为的直接因素。行为意向是影响行为的动机因素，表明人们是否愿意付出努力去尝试或者愿意付出多少努力实施行为。行为意向主要由三个因素决定，包括行为态度、主观规范以及知觉行为控制（Ajzen，1991，2010；段文婷和江光荣，2008）。

行为态度是个体对实施特定行为的总体评价，包括认知和情感两个维度。认知维度指个体对任务价值属性的判断（如是否有意义）；情感维度指个体是否喜欢某项任务（如是否愉快）。无论是在认知维度还是情感维度上，个体对特定任务的态度越积极，行为执行的可能性就越高。在本研究中，居民对医疗旅游的行为态度反映了个体对医疗旅游的价值判断和情感判断。如果个体认为医疗旅游是有意义的，同时是愉快的，那么个体更倾向于参加医疗旅游的行为。因此，本书提出假设：

H1：个体对医疗旅游的行为态度对医疗旅游意向产生正向影响。

主观规范指对于是否实施特定行为个体所感知到的社会压力，反映了社会因素对行为意向的影响。其中，重要他人对特定行为的态度和行动是主观规范的重要来源。个体如果想考虑医疗旅游，他们需要相信重要的他人（例如家人和朋友）会支持他们医疗旅游的行为。如果重要他人支持个体的医疗旅游行为，即个体感知到的主观规范很强，那么个体更有可能参加医疗旅游。因此，本书提出假设：

H2：个体对医疗旅游的主观规范对医疗旅游意向产生正向影响。

知觉行为控制是个体对实施特定行为难易程度的知觉，反映了个体的自我效能感及对成功实施特定行为的信心。增强自我效能、提高资源控制程度，能够显著增强个体执行特定行为的意向。在本研究中，如果个体主观上对医疗旅游行为有较高的信心，同时经济、信息、时间、体力等资源充足，个体很容易产生医疗旅游的意向。当个体缺乏能力、资源或者对自己信心不足时，个体也就不太愿意进行医疗旅游行为。因此，本书提出假设：

H3：个体对医疗旅游的知觉行为控制对医疗旅游意向产生正向影响。

　　宣传力度会调节计划行为理论三个前因变量、行为意向和真正行为之间的关系。余福茂（2012）考察了情境因素对城市居民废旧家电回收行为的影响，发现宣传力度正向促进居民的回收行为意向。王宁（2014）发现公众宣传对行为态度和选择意向路径有显著的正向调节作用。不过，公众宣传力度对行为意向的影响并不总是正向的，尤其是对健康信息的负面宣传报道。陈榕等（2016）发现媒体宣传对公众接种乙肝疫苗和预防接种安全性的信心和行为意向产生较大负向影响。在中国的情境下，对医疗旅游的负面报道较多，个体注意力更容易被整形失败的报道吸引（Hallem等，2011；Lee等，2012；李美娘，2013）。同时，由于目前中国医疗市场的矛盾突出，个体对医疗商业宣传的信任度降低（陈榕等，2016）。个体获得的宣传信息越多，越有可能接触的是负面的宣传信息，加上近些年消费者对正面宣传信息的信任度降低，也就越可能减弱医疗旅游的行为意向。个体获得的宣传信息越少，那么个体越依赖行为态度、主观规范和知觉行为控制等行为和认知因素来决定医疗旅游意向。因此，本研究提出假设：

　　H4a：宣传力度负向影响行为态度与医疗旅游行为意向之间的关系。

　　H4b：宣传力度负向影响主观规范与医疗旅游行为意向之间的关系。

　　H4c：宣传力度负向影响知觉行为控制与医疗旅游行为意向之间的关系。

　　研究理论框架见图4-1。

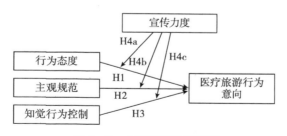

图4-1　本研究理论框架图

4.3 研究方法

4.3.1 样本和流程

医疗旅游意向可能涉及每一位居民，本研究选取普通居民进行研究。问卷发放前课题组进行了多轮内测，采纳了相关专家的意见进行修改，研究者首先在 35 个被试的小群体内进行预测试，修改了容易引起混淆的词句，之后通过线下和线上方式收集问卷，正式施测。

本研究于 2016 年 7—10 月，通过线下发放问卷和线上填写问卷相结合的方式，共收集有效问卷 232 份。其中，男性 69 名（占 29.7%）；年龄分布为 18~24 岁占 68.5%，25~45 岁占 20.3%，45 岁以上占 11.2%，符合医疗旅游主要参与者的群体特征（李美娟，2013；Pan 和 Chen，2014；Chang 等，2016）；从受教育程度来看，高中及以下学历占 17.6%，本科学历占 75.9%，研究生学历占 6.5%；家庭月收入低于 10000 元占 65.5%，10000~30000 元占 27.6%，30000 元以上占 6.9%。目前医疗旅游主要集中于受教育程度较高且家庭收入较高的群体，因此本研究样本代表性较高（李美娟，2013；Pan 和 Chen，2014；Chang 等，2016）。问卷测量之前听说过医疗旅游的人数为 113 人（48.7%），参加过医疗旅游的人数为 7 人（3%），可以看出尽管听说过医疗旅游的人数接近一半，但真正参加过医疗旅游的个体较少。

4.3.2 变量测量

问卷分为三个部分。第一部分介绍了医疗旅游的内涵和外延，以便让不熟悉的群体也能够理解医疗旅游并作出合理的选择。问卷首先给出医疗旅游的定义：医疗旅游是指到境外（包括港澳台）接受以医疗护理、康复和休养为主题的旅游服务，主要类型包括：①以医疗为主的医疗旅游，例如到欧美、日本、韩国等国家和地区接受癌症治疗、心脏手术、整形手术等；②以旅游为主的医疗旅游，例如到泰国、日本、中国台湾等国家和地区接受 SPA 水疗、美容、全身体检、疗养和保健等。

第二部分包含个体基本信息，包括性别、年龄、家庭收入等信息。第三部分测量计划行为理论的各变量。正如 Ajzen（1991）所指出，由于行为具有高度特异性，并不存在标准且通用的计划行为理论问卷，而要根据具体探讨的行为性质及各变量的测量方式进行编制。因此，本研究借鉴 Reddy 等（2010）使用的医疗旅游意向测量问卷，根据中国的情景进行适当改编，来考察计划行为理论的各个成分。问卷中所有项目均采用李克特 7 点量表（1 = 非常不同意，7 = 非常同意）。

医疗旅游的行为意向由两个条目测量：如果有机会到其他地区旅游并接受医疗服务，我会考虑并想获得更多信息；即使其他地区医疗旅游价格稍贵，我还是会选择。内部一致性系数 Cranbach's α = 0.62。

医疗旅游的行为态度由两个条目测量：对我来说，到其他地区旅游并接受医疗治疗服务是有益的；对我来说，到其他地区旅游并接受医疗治疗服务是愉快的。内部一致性系数 Cranbach's α = 0.87。

医疗旅游的主观规范由两个条目测量：我身边重要的他人会同意我到其他地区旅游并接受医疗治疗服务；我身边重要的他人会到其他地区旅游接受医疗治疗服务。内部一致性系数 Cranbach's α = 0.89。

医疗旅游的知觉行为控制由四个条目测量：如果我想到其他地区旅游接受医疗治疗服务，我就可以做到；我有足够的钱到其他地区旅游接受医疗治疗服务；我可以找到其他地区医疗旅游相关的足够的信息；我有足够的时间和体力到其他地区旅游接受医疗治疗服务。内部一致性系数 Cranbach's α = 0.87。

医疗旅游的宣传力度通过一个问题测量：医疗旅游的主要信息来源为旅游宣传手册、互联网、电视电台户外广告、旅行社推荐、家人或朋友推荐，我认为目前医疗旅游的宣传力度足够大（1 = 非常不同意，7 = 非常同意）。前人的研究表明如果被试直接对一维的概念进行作答，单一的条目测量也是足够的（Fisher 等，2016）。

4.4 研究结果

4.4.1 描述统计和信效度检验

表 4 – 2 是主要变量的描述统计，包括变量的平均数、标准差、相关系数和内部一致性信度系数 α。描述统计结果可以看出，中国居民的医疗旅游意向相对较高（平均数为 4.98，标准差为 1.36），行为态度和行为意向得分均高于 4（分别为 4.61 和 4.31），但是知觉行为控制得分低于 4（平均数为 3.83），说明中国居民医疗旅游的态度和主观规范均较好，但是知觉行为控制感较弱。

表 4 – 2   各变量的均值、标准差和相关系数

变量	均值	标准差	1	2	3	4
1 行为意向	4.98	1.36	(0.62)			
2 行为态度	4.61	1.44	0.67**	(0.87)		
3 主观规范	4.31	1.61	0.59**	0.65**	(0.89)	
4 知觉行为控制	3.83	1.51	0.51**	0.48**	0.66**	(0.87)
5 宣传力度	5.03	1.34	0.39**	0.26**	0.29**	0.21**

注：$N = 232$。问卷的内部一致性信度系数在对角线的括弧内标明。$^{**}p < 0.01$。

从信度分析结果可以看出，各变量的内部一致性信度系数都大于 0.6，表明数据具有较好的内部信度。同时，量表中全部潜变量的组合信度（CR）都大于 0.6，表明本研究测量的构念具有良好的信度。

为了检验本研究的效度，研究首先采用 Mplus 7.0 进行验证性因子分析，以检验计划行为理论四个变量测量的聚敛效度和区分效度，并构建两因素模型和三因素模型进行比较。结果显示，所有的因子负荷量均达到显著性水平（$p < 0.05$），而且各个潜变量的平均抽取变异量（AVE）均大于 0.5，进一步证明了各个变量的聚敛效度。此外，各个潜变量的 AVE 大于其相关系数的平方，说明本研究构念具有良好的区分效度。

由于被试均为自我报告，为判断是否存在共同方法偏差，还进行了Harman 单因素检验。模型的拟合结果见表 4 – 3。表 4 – 3 显示，假设的四因素模型很好地拟合了数据，二因素和三因素模型拟合度较差。而且模型

比较结果发现，三因素拟合度显著比四因素模型差（$174.45 \leqslant \Delta\chi^2$ [$\Delta df = 5$] $\leqslant 261.24$，$ps < 0.05$），这说明四个变量的区分效度较好。此外，单因素模型的拟合度很差，这表明共同方法的影响不大。

表 4 - 3　测量模型的验证性因子分析

模型	χ^2	Df	CFI	TLI	RMSEA
四因素模型（假设模型）	161.09	62	0.93	0.91	0.08
二因素模型（态度 + 规范 + 控制；意向）	451.25	67	0.74	0.71	0.15
三因素模型（意向 + 态度；规范 + 控制）	335.54	67	0.82	0.79	0.13
三因素模型（意向 + 规范；态度 + 控制）	422.33	67	0.76	0.72	0.15
三因素模型（意向 + 控制；态度 + 规范）	352.98	67	0.81	0.78	0.13
单因素模型（Harman 检验）	459.02	68	0.74	0.71	0.15

4.4.2　假设检验

4.4.2.1　直接效应检验

本研究假设，根据计划行为理论，行为态度、主观规范、知觉行为控制三个因素直接影响医疗旅游的行为意向。本研究采用 SPSS 22.0 来检验假设 1～3。多层线性回归分析结果表明（见表 4 - 4，模型 2），控制了性别、年龄、受教育程度、家庭月收入等变量之后，被试参加医疗旅游的行为意向可以被医疗旅游行为态度（$\beta = 0.49$，$p < 0.01$）、主观规范（$\beta = 0.14$，$p < 0.05$）和知觉行为控制（$\beta = 0.17$，$p < 0.01$）直接影响。可以看出，计划行为理论在医疗旅游行为意向的研究中得到验证。

表 4 - 4　计划行为理论各变量对医疗旅游行为意向的影响及调节效应检验

变量	行为意向		
	模型 1	模型 2	模型 3
控制变量性别	0.02	0.04	0.02
年龄	0.02	0.01	− 0.02
受教育程度	0.19 *	0.15 *	0.11 *
月收入主效应	− 0.02	− 0.03	− 0.05
行为态度		0.49 **	0.44 **
主观规范		0.14 *	0.13 *

变量	行为意向		
	模型 1	模型 2	模型 3
知觉行为控制		0.17**	0.14*
宣传力度		0.10*	0.07
交互作用行为态度 × 宣传力度			-0.10*
主观规范 × 宣传力度			-0.11*
知觉行为控制 × 宣传力度			-0.12*
R^2	0.03	0.53	0.57
ΔR^2		0.50*	0.04*

注：$^* p < 0.05$，$^{**} p < 0.01$。

4.4.2.2　调节效应检验

本研究假设作为重要的外部市场因素，居民感知的医疗旅游宣传力度会调节行为态度、主观规范和知觉行为控制对行为意向的作用。为了降低多重共线性，自变量和调节变量分别计算得到标准分数。首先将控制变量放入回归模型的第一层，其次将标准化的自变量和调节变量放入回归模型，最后放入标准化的自变量和调节变量的乘积。如果检验行为态度和宣传力度的交互作用，则将主观规范和知觉行为控制作为控制变量，反之亦然。多层线性回归结果表明（见表 4 - 4，模型 3），行为态度与宣传力度的交互作用、主观规范和宣传力度的交互作用以及知觉行为控制与宣传力度的交互作用都显著（分别为 $\beta = -0.10$，$\beta = -0.11$，$\beta = -0.12$；$p < 0.05$），三项交互作用能显著解释 4% 的变异。这说明医疗旅游的宣传力度负向调节行为态度、主观规范和知觉行为控制与行为意向的关系，假设 4a、假设 4b、假设 4c 成立。

从调节作用示意图看（见图 4 - 2），医疗旅游宣传力度小的样本斜率高于医疗旅游宣传力度大的样本，因此，本研究认为医疗旅游宣传力度可以弱化行为态度、主观规范和知觉行为控制对行为意向的正向影响。

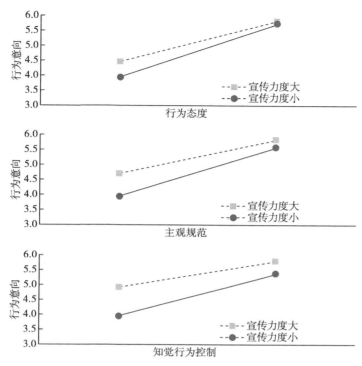

图 4 - 2　调节作用示意图

4.5　讨论和启示

4.5.1　讨论

本研究发现，计划行为理论对我国居民参加医疗旅游的行为意向具有良好的解释力。我国居民的行为态度、主观规范和知觉行为控制对医疗旅游意向均具有显著的正向影响，且行为态度的影响最为显著。也就是说，居民对医疗旅游行为的态度越积极，个体感知到的外部环境越支持，对完成医疗旅游行为的控制感越强，则个体参加医疗旅游的行为意向越高。同时，医疗旅游宣传力度这一情境变量负向调节行为态度、主观规范和知觉行为控制与医疗旅游意向之间的关系。

目前，已有 5 篇相关研究应用计划行为理论解释医疗旅游的意向，表明计划行为理论模型在研究医疗旅游行为意向方面具有很强的适用性。但是目前研究对象多集中于国外旅游者，研究内容集中在行为态度、主观规范和知觉行为控制等前因变量对医疗旅游意向的直接影响，且研究结果不一致（如表 4 - 1 所示）。Reddy 等利用 TPB 理论调查美国大学生对医疗旅游的态度和意向，发现大学生对赴发展中国家接受医疗服务的意向很低，并且行为态度和主观规范正向影响医疗旅游意向，知觉行为控制影响不显著。Seow 等利用 TPB 理论研究外国游客赴马来西亚参加医疗旅游的意向，发现行为态度和主观规范显著影响医疗旅游意向，而知觉行为控制对医疗旅游意向影响不显著。这些研究结果也与 Ajzen 等（1986）提出的知觉行为控制与行为意向相关性最低相一致（Ajzen 和 Madden，1986）。但是，针对东方国家游客的医疗旅游意向研究表明，知觉行为控制是影响医疗旅游意向的重要因素。Lee 等（2012）应用计划行为理论，考察日本游客赴韩国进行健康旅游和美容旅游的意向，发现游客对医疗旅游的行为态度、主观规范和知觉行为控制均正向影响日本游客的医疗旅游意向，其中知觉行为控制对医疗旅游的意向影响最为显著。Chang 等（2016）进一步应用计划行为理论考察中国大陆居民赴台使用医疗旅游 App 的意向，发现行为态度、主观规范、知觉行为控制均正向影响医疗旅游 App 的使用意向。吴之杰（2015）研究发现，杭州社区居民的行为态度、主观规范和知觉行为控制对医疗旅游意向具有显著的正向影响，行为态度对医疗旅游意向的影响最为显著。本研究发现，我国居民的行为态度、主观规范和知觉行为控制对医疗旅游意向均具有显著的正向影响，且行为态度的影响最为显著。知觉行为控制是个体对实施特定行为难易程度的知觉，反映了个体的自我效能感及对成功实施特定行为的信心。一系列旅游（郭倩倩等，2013；胡兵等，2014）和健康领域的研究（常峰和熊莎莉，2013；聂静虹和金恒江，2017）也发现知觉行为控制是影响行为意向的重要因素。以往文献研究结果不一致的原因可能与研究样本的文化背景有关。以西方群体为研究样本的研究发现（Reddy 等，2010；Seow 等，2017），行为态度和主观规范对医疗旅游意向存在正向影响，而知觉行为控制的影响不显著。以东方群体为样本的研究发现（Lee 等，2012；吴之杰，2015；Chang 等，2016），行为态度、主观规范和知觉行为控制对医疗旅游意向均存在正向影响。西方群体是个人主义文化（Markus 和 Kitayama，1991），知觉行为控制可能对真正行为的影响较大（Ajzen 和 Madden，1986；Ajzen，2010），而东方群体是集体主义文化（Markus 和 Kitayama，1991；Han，2017），知觉行为控制对行为意向的影响可能更为显著（Lee 等，2012）。本研究的理论贡献在于考察中国情境下计划行为理论解释中国居民医疗旅游意向的适用性，以及三个前因变量（行为态度、主观规范和知觉行为控制）对医疗旅游意向的影响强度。本研究发现，中国情境下计划行为理论对中国居民医疗旅游意向有很强的解释力，且行为态度、主观规范和知觉行为控制对医疗旅游意向均有正向影响，行为态度对医疗旅游意向的影响最大。

本研究进一步引入宣传力度这一重要情境变量，考察宣传力度对行为态度、主观规范和知觉行为控制与医疗旅游行为意向之间的关系的调节作用。研究结果发现，医疗旅游宣传力度这一情境变量负向调节行为态度、主观规范和知觉行为控制与医疗旅游意向之间的关系。前人关于宣传力度对行为意向的影响结果并不一致（余福茂，2012；王宁，2014；陈榕等，2016）。余福茂（2012）和王宁（2014）发现公众宣传对居民行为意向的正向影响，而陈榕等（2016）发现媒体报道对公民行为意向的负向影响。本研究中，在中国的情境下，多通道的医疗旅游宣传作为消费者获得信息的重要来源是影响医疗旅游意向的重要情境因素。本研究发现，医疗旅游宣传力度这一情境变量负向调节行为态度、主观规范和知觉行为控制与医疗旅游意向之间的关系。目前网络和电视中，对医疗旅游的负面报道较多，个体注意力更容易被负面宣传报道吸引（Hallem 等，2011；李美娘，2013）。同时，由于目前中国医疗市场的矛盾突出，个体对医疗商业宣传的信任度降低（陈榕等，2016）。因此，医疗旅游的宣传力度起到负向调节的作用。本研究的理论贡献还在于将情境因素纳入 TPB 模型中考察医疗旅游意向的影响因素，研究发现医疗旅游宣传力度这一情境变量负向调节行为态度、主观规范和知觉行为控制与医疗旅游意向之间的关系。

4.5.2 政策启示

第一，应加强医疗旅游的正面宣传引导和品牌管理。医疗旅游口碑的信息传播、过往医疗旅游参加者的信息反馈、医疗旅游地市场营销、医疗旅游地品牌等均影响消费者对医疗旅游地的选择。因此，应促进医疗旅游地的正面宣传和推广，增强可供潜在消费者选择医疗旅游的信息。除了旅游宣传手册、电视电台户外广告、旅行社推荐、家人或朋友推荐等传统宣传推广以外，互联网技术的发展带动的网络营销、顾客点评、参与者的社群互动等均可以用来促进医疗旅游的发展。同时，我国医疗旅游发展需要正规、专业的医疗中介公司成为医疗机构和游客之间沟通的桥梁（Peters和Sauer，2011）。此外，高星级酒店因其接待能力和相应设施较好，大部分愿意发展医疗旅游业务（Sarantopoulos 等，2014）。因此，可以利用酒店的投资资源和营销宣传渠道，建立专门的医疗旅游酒店，广泛地正面宣传我国的医疗旅游产品和服务，增强可供潜在消费者选择的信息。

第二，提供全方位的医疗旅游服务，提高医疗旅游消费者的控制感和自我效能感。我国居民对参加医疗旅游有较高的意向，但是对医疗旅游行为的控制感较低。政策、文化、语言、医生能力了解度等多方面瓶颈的存在，影响了个体医疗旅游的行为意向。为此，应该依托现有的医院评级标准，提高医疗服务的质量，加快国际化认证的程度，同时提供相应的语言沟通、保险政策解读等服务，提供全方位的医疗旅游服务，以吸引潜在的消费者。上述政策建议对促进我国及世界其他国家医疗旅游发展，吸引更多的医疗旅游者具有重要意义。

第5章　医疗旅游需求分析

5.1　引言

近年来，医疗旅游逐渐走进老百姓的生活，成为一种新的旅游形式。中国人口基数大，医疗需求巨大。Analysis 易观发布的《中国海外医疗旅游市场专题研究报告 2016》显示，随着中国居民医疗保健的意识逐渐增强和出境旅游习惯的逐渐养成，依托线上平台，以春雨国际、就医 160 等为代表的跨境医疗厂商正在以行业从业者和变革者的身份，引领跨境医疗行业进入新时代。为了解当前中国居民对医疗旅游的认知和消费意向，开展了此次调查。本次问卷调查主要集中于医疗旅游的需求类型和医疗旅游决策的影响因素两个方面。

5.2　研究方法

5.2.1　样本和流程

医疗旅游需求可能涉及每一位居民，本研究选取普通居民进行研究。问卷发放前课题组进行了多轮内测，采纳了相关专家的意见进行修改，研究者首先在 35 个被试的小群体内进行预测试，修改了容易引起混淆的词句，之后通过线下和线上方式收集问卷，正式施测。本研究于 2016 年 7—10 月以及 2018 年 1—2 月，通过线下发放问卷和线上填写问卷相结合的方式，共收集有效问卷 316 份。

5.2.2 变量测量

问卷分为四个部分，第一部分介绍了医疗旅游的内涵和外延，以便让不熟悉的群体也能够理解医疗旅游并做出合理的选择。第二部分包含个体基本信息，包括性别、年龄、受教育程度、家庭收入等信息。第三部分测量医疗旅游的需求情况，包括是否听说过医疗旅游、是否参加过医疗旅游、参加旅游的项目类型、医疗旅游信息的来源、医疗旅游目的地的选择等。第四部分测量医疗旅游决策的影响因素，包括费用、医生的能力、设施的质量、酒店住宿、配套服务、准备工作的复杂性、亲朋好友的帮助、宣传、等候时间、旅游风光、保险、健康状况、隐私、后续服务等因素，考察这些因素对医疗旅游决策的影响。

5.3 研究结果

5.3.1 人口统计学分析

本研究共收回问卷 316 份，其中男性 89 名（占 28.1%）；年龄分布为 18 ~ 24 岁为 235 名，占 74.3%，25 ~ 45 岁为 50 名，占 15.8%，45 岁以上为 31 名，占 9.8%，符合医疗旅游主要参与者的群体特征；从受教育程度来看，高中及以下学历为 41 名，占 12.9%，本科学历为 254 名，占 80.3%，研究生学历为 21 名，占 6.8%；家庭月收入低于 10000 元为 192 名，占 60.7%，10000 ~ 30000 元为 105 名，占 33.2%，30000 元以上为 19 名，占 6.1%。目前医疗旅游主要集中于受教育程度较高且家庭收入较高的群体，因此本研究样本代表性较强。

5.3.2 我国医疗旅游现状分析

5.3.2.1 医疗旅游了解度

被调查者中的 188 名被试听说过医疗旅游，128 名被试没有听说过医疗旅游（见图 5 - 1）。可以看出，一半以上的我国居民对医疗旅游有所了解。

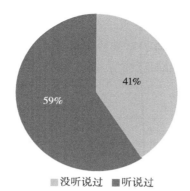

图 5 – 1 调查对象是否听说过医疗旅游

5.3.2.2 医疗旅游参与度

本次调查发现有 11 名被试曾经参加过医疗旅游，占比为 3.5%，绝大部分被试没有参加过医疗旅游（见图 5 – 2）。可以看出，虽然医疗旅游的了解度较高，但是参与度较低。

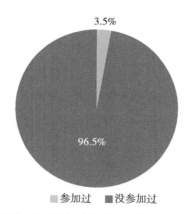

图 5 – 2 调查对象是否参加过医疗旅游

5.3.3 我国医疗旅游需求分析

5.3.3.1 医疗旅游的内容需求

被调查者中 27% 的被试选择无生命危险项目，如牙科、整容手术、生育疾病等，5% 的被试选择有生命危险项目，如心脏移植、肾脏移植等，5% 的被试选择尚未开发或被法律禁止项目，如干细胞技术、代孕等，

38%的被试选择疗养类项目，如医疗检查、美容、SPA、养生等（见图5-3）。可以看出，我国居民更倾向于选择疗养类和无生命危险的医疗旅游项目，对于重医疗旅游项目和特殊项目有少量的需求。

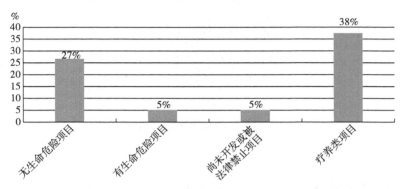

图5-3　调查对象的内容需求分析

5.3.3.2　医疗旅游的信息需求

被调查者回答对医疗旅游决策有重要影响的信息来源，其中7%的被试选择旅游宣传手册，22%的被试选择互联网，7%的被试选择电视电台、户外广告，6%的被试选择旅行社推荐，38%的被试选择家人或朋友推荐（见图5-4）。可以看出，随着信息时代的到来并受到熟人社会的影响，我国居民更倾向于通过家人或朋友的推荐和互联网来获取医疗旅游的信息，通过旅游宣传手册获得信息次之，受电视电台、户外广告和旅行社的推荐影响最小。因此，可以有针对性地进行营销方案的制定。

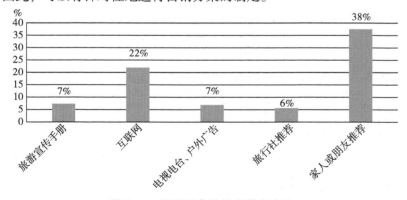

图5-4　调查对象的信息需求分析

5.3.3.3　医疗旅游的目的地需求

被调查者回答是选择发达国家还是发展中国家进行医疗旅游。尽管发展中国家旅游价格便宜，医疗旅游较为发达，但是仅有 12.5% 的被试选择去发展中国家进行医疗旅游，87.5% 的被试仍然选择发达国家（见图 5 - 5）。可以看出，针对我国居民的医疗旅游目的地开发和产品推出还是以发达国家为主。

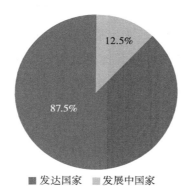

图 5 - 5　调查对象的目的地需求分析

5.3.4　我国医疗旅游决策影响因素分析

本研究中，被调查者对影响其医疗旅游决策的因素进行评分，分数为 1 ~ 7 分。1 分代表完全没有影响，7 分代表有重要影响。一般认为，评分超过 6 分，表示被试认为影响很大；评分低于 3 分，代表被试认为影响很小。统计分析发现，在影响医疗旅游的决策因素中，医疗服务提供者（医生）的能力、医疗服务设施的质量（大型医疗设备）、受访者的健康状况/疾病类型影响较大，分别有 71.43%、72.77%、68.31% 的被试对其重要程度打分超过 6 分（满分为 7 分）。

另外，其他因素的影响也较大，14 个因素的平均得分均超过 5 分，得分最高的为医疗设施的质量和医疗旅游的后续服务。以上结果说明，医疗旅游决策的影响因素很多，本研究中涉及的费用、医生的能力、医疗服务设施的质量、酒店住宿、配套服务、准备工作的复杂性、亲朋好友的帮助、宣传、等候时间、旅游风光、保险、健康状况、隐私、后续服务等因素对医疗旅游决策都有重要的影响。

5.4 总结

现阶段国内医疗旅游产业发展尚处在初级阶段，以春雨国际为代表的一些企业积极开展国际医疗服务，向世界各地输出中国患者。承接医疗旅游的项目较少，主要集中在上海、海南等地区，且针对国际顾客，较少有针对国内顾客的医疗旅游项目。总的来说，中国消费者对医疗旅游产品的认知度不高，但市场发展潜力巨大，需求集中在风险偏低的项目上。相较于一些发达国家，中国消费者对其他发展中国家医疗旅游项目接受度有限，更愿意去硬件设施更好、更有声誉的发达国家。另外，中国的消费者还体现出更愿意相信亲友而非广告宣传的特点，在市场营销上应更注重关系管理。

第6章 国内外医疗旅游目的地案例

医疗旅游起源于欧洲，随后在欧美等发达国家得到快速发展。全球化的浪潮加速了医疗旅游进入第三世界的步伐，在发展中国家深深地扎根发芽。本章将从国内和国外两个方面进行具体案例分析，全方位地展现医疗旅游的国际化发展。

6.1 国内医疗旅游目的地

以前西方发达国家的贵族阶级常常定期前往瑞士进行温泉疗养，这是医疗旅游的雏形，早期的医疗旅游主要是以"治"为主、以"疗"为辅的旅游形式。我国医疗旅游起步较晚，但随着国家政策的大力推动，以及丰富的医药旅游资源和占全球 1/3 人口的广阔市场，医疗旅游将会得到大力发展。下面主要介绍几个发展较好的国际医疗旅游目的地。

6.1.1 海南三亚中医院医疗旅游

三亚市中医院的医疗旅游还处在从起步向成熟发展的过渡阶段。三亚市中医院拥有良好的硬件设施基础、丰富的医师资源，外加三亚得天独厚的地理优势、气候环境以及发展势头强劲的旅游业，医疗旅游前景十分乐观。

三亚市中医院成立了国内三亚名医工作站，把全国的名老中医大师请到三亚来针对客户做一些定期的问诊，还推出了"冬病夏治"等活动来扩大其客户群。三亚市中医院主要面向国外客源市场，与俄罗斯等国家的企业进行合作，寻求客户群体，积极开拓欧洲市场。中医院曾接待别斯兰人质事件中的受害儿童到疗养院进行疗养，在国际上（特别是俄罗斯）拥有较好的口碑。

三亚市中医院由三部分组成，即中医院、中医疗养院以及旅行社。中医疗养院和旅行社是独立的机构，但又依附于三亚市中医院。三亚市中医院为游客提供"一条龙"服务。疗养院主要负责为客人提供中医的疗养服务，此外还包括中医文化体验服务；中医院主要以接待病人、提供诊疗服务为主；旅行社负责国内外游客的接待、接送、旅游景点服务等：三者相互支持。三亚市中医院是进入中医药旅游行业最早的医院之一，接待了国内外大量游客，正在逐步建立和完善自己的生态圈。

6.1.1.1 三亚市中医院中医旅游发展中存在的问题

一般认为，旅游系统架构包括客源市场系统、出行系统、目的地系统以及支持系统。本部分将从这四个方面来探讨三亚市中医院在发展中医药医疗旅游中遇到的问题。

（1）客源市场系统——目标人群局限

从目前了解到的情况来看，中医院医疗旅游项目主要针对的顾客群体是海外游客，国内游客相对较少，因而从整体的发展方向上来看，该项目处于一个被动的地位，局限性较大。首先，海外客源非常不稳定，国际客人是否会选择到三亚进行医疗旅游受到多方面因素的影响。通过访谈了解到，从 2015 年开始，俄罗斯客人的数量明显下滑，一方面是因为卢布贬值，经济危机发生；另一方面与其他市场（如泰国、越南等）的竞争优势加大有关，同时三亚市过高的消费水平也对三亚医疗旅游的国际竞争十分不利。同时，西方发达国家的经济受世界经济形势的影响更加剧烈，空间距离较远，且交通不便，使得这部分客源的不确定性更大，并且西方国家的医疗体系已经发展得非常成熟，因此西方客人对三亚医疗旅游的需求相对较少。近年来，我国与日韩及东南亚国家之间摩擦不断，国际关系也成为这些国家的游客选择旅游目的地时的一个考虑因素。同时，这些国家自身也在发展医疗旅游，形成了各自的竞争优势，印度等国家甚至比我国的医疗旅游发展要早得多。因此，过度依赖海外客源为三亚医疗旅游的发展注入了很大的风险。

其次，过分追求医疗旅游的国际化而忽略了国内市场的拓展，这是极其不明智的。海外市场存在着诸多不确定性，如果没有一个稳定的基础来给予支持，企业就相当于进行一场没有底牌的博弈，而这一稳定的基础就是国内市场。

（2）出行系统——宣传与交通问题

游客在出行前必做旅游信息的收集，收集到的信息是影响游客做出出行决定的重要影响因素，因此，宣传对三亚市中医院的发展显得尤为重要。经了解，三亚市中医院主要通过网络平台宣传。例如，在自家管理运营的微信公众平台发送推文进行宣传，同时在美团 App 上上架中医院的产品。除此之外还参加国外的一些推介会，以及邀请国外政要来医院疗养。但三亚市中医院目前阶段采取的前两种宣传方式实际宣传效果非常有限。想要通过微信公众平台达到宣传医院和中医院的目的有一个必要条件，就是潜在的消费者能够看到微信公众平台所发出的推文。这看似是非常主动的宣传方式，实则非常被动。潜在消费者通常通过关注公众号来阅读推文，或通过阅读朋友圈的分享来了解中医院。第一种情况对公众号的关注量有很高的要求，只有在公众号有较高的关注量时才能达到较好的宣传效果。第二种情况和第一种大致相同，潜在消费者要在没有关注公众号的前提下看到宣传推文，先要有人将宣传推文分享至朋友圈。如果仅靠医院内部员工去转发推文，其宣传效果是远远达不到预期的。

三亚市中医院的中医药旅游产品现在主要面向欧洲国家的顾客，在开发国外市场时除了面临宣传的问题之外，还面临着客源市场到旅游目的地交通不便的问题。通过访谈了解到，欧洲许多国家没有直飞三亚的航班，这对游客的出行造成很大影响，怕麻烦的游客会选择出行更加便利的旅游目的地而不会选择到三亚旅游。

（3）目的地系统——冬夏资源分配不均

由于地理位置的原因，三亚旅游一直以来都是淡旺季分明，呈现出旺季短、淡季长的鲜明特征，冬季游客较多，应接不暇，而夏季则空房率较高。三亚市酒店业在淡季通过低价策略竞争，导致酒店亏损严重。三亚地处中国最南端，属于热带海洋性季风气候，全年温和湿润：冬季平均温度为 27℃，天气清凉，非常有助于人的健康，因此有许多北方客人来此过冬，同时进行一些健康养生活动；夏季平均温度为 28℃，最高气温不超过 36℃，早晚气温相对较低。然而游客们大多认为三亚因为地处热带，夏季必定非常炎热，因此不愿意在夏季来此进行医疗旅游。从中医院面临的夏季游客较少的情况来看，目前最重要的问题是如何在夏季吸引更多的游客。

（4）支持系统——人才短缺

人才培养主要有两个环节：一是由学校为行业培养具有符合该行业专业技能的人才；二是公司根据自身需求对招进来的员工进行培训，使其满足岗位的要求。三亚市中医健康旅游协会会长陈小勇认为高校培养只是一个平台，是高中时代到步入社会的准备阶段，复合型人才要通过自身的实践积累以及社会的洗礼来培养。

本研究认为复合型人才指的不是知识与能力（销售、人际交往等）的复合，而是专业技能的复合，例如管理+外语的复合型人才，这都是能在学校习得的基本技能。学校的主要任务是教授学生专业知识，学生练的是基本功。至于综合素质则需要个人在实践中去体会，社会中的学习更多的是掌握某种或多种能力。想要搞清楚人才培养的关键点在哪里，无非就是基本功和能力的重要性排序的问题。我们认为基本功与能力经验同样重要，经验容易积累，但进入社会后就没有很多的时间来集中培养基本功了，所以在人才的培养上，学校仍然是非常重要的一个环节。

通过访谈了解到，刚刚起步的三亚市中医院面临着比较严重的人才短缺问题。三亚市中医院目前主要缺乏复合型人才，其中包括旅游人才、管理人才以及语言人才。此外，较低的薪资也很难吸引技术型人才。复合型人才和技术型人才短缺也是整个中医药医疗旅游普遍面临的问题。在人才的培养上，中医院做的工作也比较少，对员工的培训一般持续 3～5 天。培训时间过短，让新员工无法尽快熟悉、适应中医院的工作流程，也无法在短期内胜任自己的工作。人才短缺的问题日后会成为中医院发展的一大阻碍。

6.1.1.2　三亚市中医院中医药医疗旅游发展建议

（1）平衡国内外市场的开发

随着国民经济的增长，国人对健康养生的关注度越来越高，对医疗旅游的需求也越来越强。我国众多的人口造就了一个庞大的潜在市场，而且相较于去国外，国人当然更愿意选择不出国门便能享受到医疗旅游。由此可见，当前国内市场的形势还是十分有利的。为平衡国内及海外市场的发展、形成相对稳定的收益来源，本研究提出以下建议：

通过实地调研发现，目前来三亚进行医疗旅游的国内游客大多来自我国北方，中部地区的游客较少。如何对这部分游客产生巨大的吸引力成为其发展国内市场的一个关键点。当务之急是在国内形成一个相对成熟的市场，在市场建立之初就占据一个稳定的市场份额。这就需要加大宣传力度，同时借助其得天独厚的地理优势，设计出更加符合国人需求的医疗旅游产品。当然这并不意味着忽略海外市场的开拓，只是着重点需要从国外转向国内。

在海外市场方面，差异化是制胜的关键。吸引海外顾客的不是高端的医疗设备，而是中医的调养和保健作用以及相关的中医药文化，只有这些才是我国的特色。正如印度的瑜伽、日本的温泉一样，中国医疗旅游的核心竞争力就是自己的中医药传统文化。在重医疗同质化竞争的环境下，轻医疗的开发吸引了越来越多的关注。

（2）多途径宣传以及增加航线

中医院想要很好地达到广告宣传的目的就要找准自己的产品定位和目标客户群体，根据它们来决定宣传的方式和途径，避免宣传上的浪费。

通过对中医院的环境、设施以及服务等方面的调研访谈，我们建议中医院定位中高端市场。对此，本研究提出了以下建议：①在高档社区、酒店投放广告。投放广告是最直接的宣传方式，针对中医院中高端的市场定位，确定高档社区和星级酒店为广告投放点。根据不同小区的物业管理办法来制作有针对性的宣传品。②与星级酒店合作。除了在酒店投放广告，中医院也可以和当地的星级酒店进行合作。酒店将有疗养需求的客人引荐到中医院来体验中医疗养项目，相当于将中医院健康疗养产品作为酒店的特色服务外包给中医院。③找到适合自身的微信营销方式。前面提到过微信公众平台宣传要达到宣传效果就要有一定的订阅基数，则目前阶段微信公众平台宣传的重点就在于如何赢得关注量，尤其是注重推文的内容和质量。

此外，解决客源地和目的地之间的交通不便的问题，只要开通两地之间的航线即可。可以与海南当地的航空公司海南航空合作，也可以通过政府层面来加强客源地和目的地的交通运输。此外，最近兴起的邮轮旅游也成了热门的出行方式，三亚市中医院也可以考虑与邮轮旅游公司合作。

（3）开发适合淡季出行的旅游新产品

到三亚进行医疗旅游的客人基本集中在冬季，而这段时间仅仅只占一年的1/4。一个好的旅游产品，其最终目的在于全年创收，只有这样才能保持其良性循环和发展。三亚医疗旅游目前亟待解决的就是淡季客源过少的问题，结合其先天的地理环境，本研究给出以下建议：

首先需要改变的就是人们对三亚夏季炎热的固有印象，这需要较大的宣传力度，可以以"清凉三亚"为主题，向人们展示一个全新的三亚面貌。同时不能忽略的一点就是，夏季确实是四季中最为炎热的时节，因此做好降温措施是十分必要的。当然，这不仅仅局限于室内的空调等设备，还有各类活动时间和地点的选择。早晚气温较低，适宜进行户外活动，游客可以在此时去景区参观游览，而中午则可以进行室内的中医疗养体验，如诊疗、针灸、推拿及中医药文化讲解等，当然也可以选择五指山、温泉这类较为凉爽的景区。三亚中医院也在推行"清凉一夏"的概念，以期走出夏季游客渐少的困境。值得借鉴的是，该院借助中医药行业的名医效应，邀请名医坐诊，吸引了许多慕名而来的游客。

夏季气温较高这一自然条件既然不能改变，那就应该充分利用它。冬病夏治是我国传统中医药疗法中的特色疗法，近年来，全国各地掀起了一股冬病夏治的热潮，每年到了三伏天，都会有许多人去医院接受中医诊疗，即贴三伏贴。中医院可以抓住这一用户需求，通过推出类似的中医药医疗旅游产品，在淡季吸引游客。夏季较高的气温，再加上先进的中医理疗水平以及优美的自然环境，使得三亚具备了夏季养生的有利条件，若能充分利用这一点进行设施配备、产品开发和有力宣传，定能在夏季也保持稳定的客源。

（4）注重人才培养

人才的引进和培养与企业的发展阶段和规模有直接的关系，人才培养体系随公司的发展而发展。为了解决发展过程中面临的人才短缺的问题，本研究提出了以下几个建议：

提高绩效管理水平，通过加薪的方式来吸引人才。通过访谈我们了解到，除了复合型人才难求，技术型人才也很难招，最主要的原因就是医院薪资水平较低。虽说中医院是一家公立医院，在平时的管理中要体现公立医院的公益性，但这并不代表医院不需要盈利。加之现在公立医院改革，医院的运营和人才引进都更加市场化，中医院也要跟进改革步伐，提高绩效管理水平，制订适合自身的管理方案。提高薪资水平，技术型员工的招聘难问题就会得到缓解。

延长员工入职培训的时间，建立自己的人才发展体系。刚入职的员工对工作环境、工作流程等都还不熟悉，短时间的培训对于刚入职的员工来说显然不够，想要达到培训的目的和目标效果，就应该延长员工的培训时间。此外，还应建立起自己的一套人才培养体系。对入职的员工进行特色化的、更加专业化的教育和培训，让员工在巩固加强原有的技能的同时，学习到新的技能，实现员工的自我提升，也使员工更加符合中医院岗位的要求。人才的培养计划应该根据自身的发展阶段来定，不能一蹴而就。想要一开始就有一套完整的人才培养体系是比较难以实现的，人才培养体系的建立和完善应该符合当下医院对目标人才的需求，要抓住需求的痛点，优先解决最紧迫的问题。

加强和高校的合作，为医院培养人才。经了解，中医院与广州某高校有合作，学校会定期安排学生来医院实习，这是获取人才的一个很好的方法。但是简单的合作还不够，医院应该进一步加深与高校的合作。目前，学校越来越注重复合型人才的培养，采取专业复合的教学方法来提升本校学生在就业市场上的竞争力，这对于渴求复合型人才的中医院是一个很好的机遇。医院应该寻找能为自己培养出合适人才的高校合作，通过去学校宣传、邀请参观实习、为毕业生提供就业便利等方法来招到自己需要的人才。

6.1.1.3　小结

三亚的旅游业发展势头强劲，这对于依托旅游业发展的中医医疗旅游来说是一个非常有利的发展基础。旅游系统包括客源市场系统、出行系统、目的地系统以及支持系统，三亚市中医院在目前发展过程中，在四个系统中都面临着各种问题，每一个问题都或多或少地制约着三亚市中医院的发展。三亚市中医院要能够及时地发现自身存在的问题并着手解决。同时，三亚市中医院案例中存在的问题具有一定的普遍性，例如企业在发展过程中一般都会遇到人才短缺、定位不准、营销环节薄弱等问题。但从其所处城市的地理位置和气候条件等来说，三亚市中医院案例又具有一定的特殊性，例如三亚市旅游业旺季短暂和淡季漫长。在研究某个特定城市的中医药旅游或者更大的旅游业的时候要能够做到具体情况具体分析。从国际市场来看，中国在发展传统的西医医疗旅游上不占优势。中国要发展本国的医疗旅游需另辟蹊径，要充分利用中医药文化，发展具有中国特色的医疗旅游，此时中国的医疗旅游基本等同于中医药旅游。

6.1.2　上海医疗旅游

在医疗旅游浪潮的大背景下，我国一线城市如北京、上海等地，凭借发达的医学水平、良好的对外交流能力、广阔的旅游市场、完善的旅游服务，成为国际旅游者进行以"治疗"为主的医疗旅游目的地的首选。本小节以上海为例具体分析我国经济较发达地区的医学治疗水平和医疗旅游发展现状。上海推进医疗旅游主要是在两个方面：首先，政策扶持。鼓励高端社会办医，新增床位优先满足社会办医需要，下放浦东新区审批权限。其次，建设国际医学园区和中医药健康旅游示范区。浦东新区已被纳入15个首批国家中医药健康旅游示范区之一，徐汇区成为上海市中医药健康旅游示范区建设单位。

其中，上海新虹桥国际医学中心、上海浦东国际医学中心是上海近些年来新建的具有代表性的国际医疗中心。上海新虹桥国际医学中心（一期）规划建筑面积约 70 万平方米，启动了一期规划区域内的市政配套设施建设，建设了 1 家医技中心，引进了 1 家综合性医院和 6 家特色专科医院，总投资约 100 亿元。2017 年，新虹桥国际医学园区成功申报为 13 个首批国家健康旅游示范基地之一，旨在打造医、教、研、康、养、旅六位一体的医疗健康全产业链，规划建成医学健康旅游体验区。

上海浦东国际医学中心是一家面向全球，提供现代化、标准化国际医疗服务的大型综合性医院。医院共设有 500 张床位、118 个门诊诊室、15 间手术室和 10 间一体化病房，配备 CT、MRI、DSA 等先进的大型设备，同时也是国家卫生计生委员会和上海市政府的"医改试点项目"和上海市卫生计生委员会指定的医师多点执业试点单位。迄今为止，"医改试验田"在很多方面做出了尝试创新。首先，上海国际医学中心是由国际医疗集团——IHH 集团旗下、多次荣获亚洲医院管理奖的百汇医疗集团参照国际联合委员会（JCI）标准建造的致力于服务世界患者的国际医疗机构，在硬件设施和治疗环境上达到了国际一流水平。其次，上海国际医学中心纳入顶尖公立医院的专家，与上海 10 家著名三甲医院的专家团队达成医学合作，实现私立医院医学专家多点执业。目前为止，已有 200 多位专家常驻医疗中心。另外医学中心借助体制的优势，在临床医学上聘用外国医生，并通过开展远程会诊进行国际医学交流，学习、交流先进的医学技术和医疗模式（例如与美国 LAFace 眼面部诊疗中心合作开展眼眶眼睑整形手术、邀请瑞士专家团队指导人工尿道括约肌手术、学习"德国标准"的卒中康复模式等）。上海浦东园区已初步建成国际医院区、医疗器械及生物医药产业区、医学院校区、医学研发区、国际康复区和国际商务区等六大功能区，已引进 10 家高端医院、2 家康复医疗机构、3 家医疗科研机构、22 家医学检验所和 2 所医学院校，总投资 200 亿元，初步形成了集医疗、教学、科研、生产于一体的医疗产业生态链。

另外，通过国际医疗旅游会议的举办，上海的现代医疗旅游业得到进一步发展。2018 年，上海新国际博览中心举办健康国际旅游论坛暨交易会，吸引了世界各地国际健康旅游企业参加。会议通过线下展示健康旅游产品，线上进行旅游产品宣传和平台交易，将传统交易方式与新兴互联网方式相结合，分享了大健康旅游产业的发展渠道，交流了行业经验。上海旨在打造具有国际竞争力的健康医疗旅游目的地和中医药医疗旅游国际品牌，通过建立国际医疗中心、开展国际医疗合作、举办国际医疗会议，在医疗旅游上取得了众多成果，进一步确立了上海医疗在健康旅游发展领域的引领作用和推动作用。

6.1.3　海南博鳌乐城医疗旅游

海南是国内发展医疗旅游的先驱地之一，享有"健康岛""长寿岛""医疗健康养生天堂""国际旅游岛"以及"东方夏威夷"的美称，是中国唯一的热带岛屿省份、最大的省级经济特区、中国海域面积最大的省份，以及全球知名热带滨海度假胜地。海岸线绵延 1823 千米，各具魅力特色的海湾多达 70 余处，另建有 9 个成熟的滨海旅游度假区以及 18 个精品海湾项目。遍布全岛的温泉为海南提供了珍贵的康养环境，海南已知的温泉资源有 120 多处，已形成海口观澜湖、保亭七仙岭等 6 个温泉旅游度假区，可以让游客放松享受一段独特的健康旅程，释放体内疲惫，使细胞重新变得活力欢畅。热带雨林为珍贵的药用植物提供了良好的生长环境。中药、针灸、火疗等丰富的中医养生活动和丰富的海洋旅游资源是中外游客到海南不可错过的旅游体验。

海南博鳌乐城国际医疗旅游先行区以打造国际医疗中心为目标，是我国医疗健康产业发展的先行者。先行区位于琼海市嘉积镇城区和博鳌论坛核心区之间的万泉河两岸，规划范围 20.14 平方千米（其中建设用地规模 9.96 平方千米）。先行区距离海口市约 90 千米，距离三亚市约 200 千米，交通发达，地势平整，生态环境优美，气候宜人，有着丰富的自然资源和发展旅游业的先天优势。壮美清澈的万泉河流经琼海市，形成了"水—岛—林—田"的独特景观资源，是休闲旅游的最佳场所。博鳌乐城国际医疗旅游先行区于 2013 年 2 月设立，标志着我国第一家以国际医疗旅游、服务、低碳生态社区和国际组织聚集地为主要内容的国家级开发园区宣告成立。国家对先行区提供了巨大支持，发布了政策"国九条"，标志着先行区上升为国家战略。与此同时，海南省出台《海南博鳌乐城国际医疗旅游先行区医疗产业发展规划纲要（2015—2024 年）》，具体推动其实施。

截至 2018 年 9 月，乐城先行区对接投资项目 101 个，正式受理 71 个，通过医疗技术评估 38 个，开工建设 16 个，总用地面积 1948 亩，总投资 240 亿元，完成投资 62.3 亿元。它已吸引了包括恒大、树兰医疗集团在内的几十家具有国际水准的集团入驻，成立了包括博鳌超级医院、国内首家干细胞医院、恒大国际医院、博鳌一龄生命养护中心等几十个医疗项目。虽然海南推广医疗旅游已经有所行动，但还没有显著的效果。总投资 22 亿元的海南 PPP 项目——海南省肿瘤医院，全院有 1200 张床位，虽然在创建模式、投入力度上做了很好的尝试，但仍然年亏损 1 亿元左右。另有以养老服务为核心的乐成地产、从事医疗器械行业的东软集团，在国内其他地方有不错的发展，但在海南多年亏损。作为国内第一个国际医疗旅游先行区，如何完美地诠释以超级医院为基础的康养模式，发挥产业集聚的优势，吸引来自国内外的一流医学专家和管理人才，是未来海南博鳌乐城国际医疗旅游先行区应该讨论的问题。

随着海南"2018 海峡科技论坛"的召开，我国台湾地区的嘉宾走进海南博鳌乐城国际医疗旅游先行区，参观规划展览馆，并考察了博鳌超级医院。先行区在药品进口和医疗人才引进等方面享有的特殊政策，以及博鳌超级医院"1＋X"（一个平台＋若干个专科临床医学中心集群）的独特运营模式吸引了众多台商。大陆在养老、养生、医疗旅游等领域良好的发展态势与台湾在技术人才和管理服务方面拥有的丰富经验相结合，两岸健康医疗合作大有可为。按照规划，先行区将在 10 年内建设成世界一流的医疗旅游目的地、医疗高端人才聚集区、健康领域国际交流平台和领先的国家医学科研基地，产业规模 500 亿元以上。届时，到先行区的医疗旅游人数将占海南旅游过夜人数的 10% 以上，产业增加值将占全省旅游产业增加值比重的 20% 以上。

6.1.4　其他中医药特色医疗旅游

我国医疗旅游发展起步较晚，"中医药"作为汉族和少数民族传统医药的统称，为我国所特有，是中华优秀传统文化的瑰宝。走具有中国特色的医疗旅游发展道路，离不开中医药文化的繁荣发展，大力发展中医药旅游是我国赶超发达医疗旅游国的良好契机。

北京、上海等一线大城市拥有丰富的中医药资源，包括众多的中医诊所、国医大师，以及众多国家级、市级名老中医和老字号的历史文化资源。2016年夏天，北京中医药大学圣彼得堡中医中心成立，这是俄罗斯历史上第一所获得法律认可的中俄合作中医院。2017年，北京市中医管理局发布了首批30个北京中医药国际医疗旅游服务包项目。2016年，上海将中医药健康旅游发展作为重要任务纳入《上海市中医药健康服务发展规划（2016—2020年）》，2017年，又将其纳入《上海市中医药事业发展"十三五"规划》。连续两年将中医药健康旅游发展纳入政府重要文件，说明了上海在这方面的决心。在由国家旅游局和国家中医药管理局公示的"首批国家中医药健康旅游示范区创建单位建议名单"中，浦东国家中医药健康旅游示范区的名字位列其中。与此同时，上海徐汇区也成为重点中医药旅游示范单位。目前，上海浦东已集"中医药健康旅游示范区""上海国际医学园区""碧云国际社区""上海国际旅游度假区"及"张江药谷"于一体，主要发展以高端医疗为特色的旅游医疗。

除一线城市外，中医药医疗旅游也为中医药资源丰富、经济不发达的省份指明了未来的发展方向。江西省近年来提出"国内领先、世界知名"的中医药强省目标，启动了包括热敏灸特色小镇在内的一系列医疗旅游项目，将引导艾草种植、加工、销售一体化的产业链形成，这对促进中医药事业产业融合发展具有重要意义。云南、广西是我国旅游大省（区），同时也拥有丰富的民族医药资源。云南中药产业占我国医药工业总产值的近1/3。广西巴马凭借民族医药文化和长寿文化，通过举办巴马国际长寿文化旅游节、巴马论坛等国际活动吸引了东盟乃至世界医疗健康旅游者的目光。借此，广西逐渐树立了广西中医药和生态健康旅游国际品牌，创建了一批中医药健康旅游示范区、示范基地和示范项目。处于东北亚区域三小时国际覆盖圈之内的东北长白山，凭借高含氧量的空气、上千种中草药材等丰富的养生资源，通过举办"长白山中医药健康旅游发展论坛""健康养生文化节"等活动发展了当地的大健康产业，成为中医药旅游新的热门旅游目的地。河北省秦皇岛市中医医院通过充分发挥中医药特色优势，吸引了美国、加拿大、俄罗斯、日本等国的目光（包括俄罗斯卫生部联邦国立彼得罗夫肿瘤科学研究院肿瘤专家团、加拿大七橡树医院以及日本苫小牧市访问团等各国医学专家），并与当地有关部门达成合作关系。该医院通过不断提升综合服务能力和医疗水平，使中医药的影响力和吸引力不断提升。各国表示未来希望以秦皇岛市中医医院为窗口，通过发挥其中医特色优势，帮助本国居民获得专业的中医治疗和中医院养生旅游体验，同时促进各国与我国在医疗旅游、国际医学交流等方面的合作。

在中医药养生旅游发展的大背景下，养生酒店也逐渐成为热门游客休闲场所。新绎七修养生酒店位于京南廊坊经济技术开发区，占地 10 万平方米，为新中式汉唐风格建筑，是华北地区最大的以养生为主题的酒店。公司下辖七修养生酒店和三疗健康酒店：七修养生酒店以中医文化为基础，以七修养生理论为核心，以"身心灵"的健康为目标，做七修生活方式的引导者，将德、食、功、书、香、乐、花七种养生方式融入酒店的饮食中；三疗健康酒店将"三疗健康管理体系"巧妙融合到食、宿、娱、购、健康养生中，以"让天下人少生病"为使命开展了一系列养生疗愈项目。酒店将全面展现中国养生文化精粹，传播中国生活方式智慧，立志成为世界级健康养生酒店的运营服务商。

截至 2018 年，该公司陆续举行了"七修体验房""接我去七修""国医大讲堂"等活动；参与了 2016 中国国际旅游交易会、中国旅游协会六届二次理事会、书博会、敦煌国际文博会、国际健身气功联合会等大型会议，获得了"最佳健康养生度假酒店""全国首家国际健身气功学院""全国中医院健康旅游示范基地"等荣誉称号；在酒店扩展方面，增设了"知行馆""嘉茗轩"等重要基地。作为养生酒店的表率，积极响应政府号召，参与培养中医院人才计划。值得该公司重视的是，尽管发展势头迅猛，但随着养生旅游的兴起，世界陆续涌现了"御龙阁""忘忧亭"等类似的养生酒店，未来市场竞争会日益激烈。

据 2017 国家中医药管理局统计，中医药机构在医疗机构中占比上升到20%。《中医药"一带一路"发展规划（2016—2020 年）》指出，在 2020年前后，将在全国建成 10 个国家中医药健康旅游示范区、100 个国家中医药健康旅游示范基地、1000 个国家中医药健康旅游示范项目。《关于促进中医药健康旅游产业发展的指导意见》指出，"到 2020 年，中医药健康旅游收入达 3000 亿元，在全国建成 30 个中医药健康旅游示范区"。在国家政策推动下，国家中医药管理局和国家旅游局将联合推进中医药健康旅游的建设与发展，中医药旅游真正成为我国医疗旅游的特色产业指日可待。

6.2 国外医疗旅游目的地

与医疗旅游在我国刚刚起步的情形不同的是，国外医疗旅游发展较早，已经形成了相对成熟的发展模式。当今的医疗旅游已经由原先的以"治"为主、以"疗"为辅的方式转变为"治"与"疗"共同发展的模式。以先进的医疗技术为优势的西方发达国家不再是医疗旅游目的地的唯一选择。凭借令人满意的医疗服务、优惠的医疗价格、超高的性价比，新兴的亚洲国家医疗旅游发展强劲，大有后来居上的架势。本节从国外选取了医疗旅游目的地供给的典型代表——印度、日本、泰国、美国，从发展现状、独特优势以及未来前景三个方面具体展现国外医疗旅游的发展态势。

6.2.1 印度医疗旅游

中国是印度最大的旅游客源国之一，目前印度政府正计划采取一系列措施吸引中国游客，包括通过举办旅游宣传路演、在中国设立旅游办事处、培训中文导游、与在印中国媒体加强沟通宣传等方式，向中国游客大力推介印度旅游资源。印度旅游部门的目标是，在未来 5 年内，吸引至少 1400 万中国游客赴印度旅游。这几年随着瑜伽、印度电影等的引进，印度和中国文化交流增多，印度正逐步成为中国游客向往的旅游目的地，医疗旅游市场潜力巨大。

印度吸引医疗旅游者的优势体现在患者在印度接受"第一世界的服务"，却享受"第三世界的价格"。首先，印度新兴私立医院有别于公立医院，私立医院通常建筑美观，病房里各种先进的医疗设备一应俱全，条件不比欧美大城市医院差，甚至还有所超越。其次，医疗价格非常低廉，据印度工业联合会的一份报告，印度的收费一般是欧美国家的 1/10。另外，医务人员流利的英语也为来自世界各地的患者提供了方便。质量和效率是印度医疗吸引外国患者的重要因素。质量包括印度的医疗质量和旅游质量。世界一流的私立医院或者医疗机构保证了较高的手术成功率，同时充满异域风情的文明古国也为患者带来一份精神上的慰藉。效率是指用最简单的方式达到一样甚至更好的效果。在英国需要等待几个月甚至几年的病人，在印度只需几天就可以得到治疗，并且费用更少，带给患者的精神和身体方面的压力更小。

　　总部位于印度班加罗尔的 Narayana Health 医院是一家以心脏外科为特色的医疗机构。该医院创立于 2000 年，经过 18 年的发展已经是拥有 24 家医院、7 个心脏中心、19 家初级保健机构的综合性连锁医疗集团，并且仍然在全印度范围内进行项目收购和业务新建。除了提供先进的服务设施，Narayana Health 医院有一个世界上最大的远程医疗网络，连接全球 800 个中心，为全球各地的患者提供医疗服务。一流的医学技术使其获得印度的 NABH 认证以及美国的 JCI 认证，其专业领域的高治愈率不逊于全美心脏病治疗效果最好的克利夫兰诊所，足以证明其医学领域的专业实力。但是跟大部分的私立医院收费高昂不同的是，Narayana Health 医院对近 1/3 的患者采取全部或者部分减免的公益性治疗，并通过开发年保费低至 4 美元的小微医疗险产品 Yeshaswini，方便印度没有医疗保险的群众就医。该医疗险目前已经发展为全世界参保人数最多的小微医疗险。同时该集团通过规模采购、人才自主培养降低了成本，并且根据患者的收入水平予以"区别对待"，对国内普通患者予以减免，对富人或者国际游客采取全费甚至通过提供增值服务来增加利润。这使得该医疗集团在进行公益性活动提高医院声誉的同时能够保证与发达国家医院相媲美的盈利水平。2014 年，Narayana Health 与美国最大的非营利性医疗系统 Ascension 合作，在开曼群岛设立了一家国际医院 Health City Cayman Islands，这是 Narayana Health 向国际医疗旅游市场迈出的第一步。

　　印度医疗旅游在各个方面都做出了努力并取得了长足的进展。在药物研发方面，印度医疗机构与药物公司合作开展药物临床试验，积极发展医疗外包并与国际保险公司签署协议，接收国际病人。同时印度各地也在积极响应，开展医疗旅游项目，喀拉拉邦率先发展并建立草药学中心，卡纳塔克邦旅游部打造构建世界顶级医疗旅游目的地，马哈拉施特拉邦成立了医疗旅游委员会推动医疗旅游发展。另外，印度媒体大力宣传医疗旅游，相关行业建立行业标准和价格体系，发展风险投资，进一步推动医疗旅游发展。在医疗政策方面，印度旅游部和卫生部联合制定了统一的《医院星级标准管理制度》，严格对医院的硬件设施和医护人员的医疗及护理水平进行等级分类，促进行业规范。毫无疑问，印度作为医疗旅游目的地国的楷模，仍存在广阔的发展空间和巨大的发展潜力。

6.2.2　日本医疗旅游

日本作为亚洲医疗保健旅游大国，医疗技术尤其是癌症治疗技术位于世界前端，早期癌症检测和治疗率是世界第一；医院设施完善，所配备的高端医疗器械的数量居世界第一；医疗及护理人员专业素质高，熟练掌握医疗及护理流程和操作技术。另外，在完善的医疗制度、卓越的医疗技术、严格的市场准入原则以及独特的医疗发展模式等具体医疗发展方面，日本展现了独特的竞争优势。

6.2.2.1　完善的医疗制度

2010 年，日本政府颁布"新成长战略：活力日本复苏计划"，将国际医疗旅游定为日本国家支柱产业之一。其后建立 MEJ 国际医疗旅游的支援平台、JIH"日本国际医院"海外推荐制度、AMTAC 企业认证标准以及JMIP 医疗机构认证制度，规范日本出入境医疗旅游市场。

6.2.2.2　卓越的医疗技术

日本拥有世界上最高效的卫生系统、世界前沿的医药研发技术、高端的医疗科研水平、完善的医疗设施、人性化的医疗服务。日本高端医疗器械的数量居世界第一，急症床位数量是德国、韩国或美国的两倍以上。在预防医疗和疾病早期发现等领域位居全球领先水平。同时日本拥有世界第二大医药市场。另外，日本国内医疗研发的研究经费充足，占 GDP 的比例高达 3.29%，技术领域的高投入进一步促进了医疗技术的发展。

6.2.2.3　严格的市场准入原则

国家相关部门或行业组织应根据实际情况建立医疗旅游准入制度，在医院医护人员的外语水平、医护人员结构、医疗配套设施规格等方面进行严格的限制。医师执业资格认证程序严格，加入医疗旅游的旅游机构的医生要求具备较高的医学素养和执业能力，医院的标准和服务由日本医院协会和日本医疗保健质量委员会制定和监督。

6.2.2.4　独特的医疗发展模式

日本的医疗保健旅游包括严肃医疗和非严肃医疗。严肃医疗主要通过高端的医疗技术和相对欧美较为低廉的医疗价格吸引游客，如早期癌症的治疗和心血管疾病的康复；非严肃医疗以人性化的服务以及休闲观光为主要目的，如森林浴和温泉旅游。

日本的医疗旅游以保健为主，其中森林旅游的发展走在世界前列。森林旅游发源于欧美国家，20世纪80年代，日本引进德国的森林疗法和俄罗斯的"芬多精科学"，随后以森林浴为主的森林旅游得到快速发展。日本率先成立了森林疗法研究会，率先提出了"森林浴基地""森林浴构想""森林疗法基地"的概念，并通过森林疗法检定考试选拔相关人才。森林旅游在日本蓬勃发展，如今每年约有8亿人次参与旅游，平均每人每年进行7次森林旅游。

本小节选取日本天草慈惠病院作为日本医疗旅游的典型案例加以具体分析。天草慈惠病院地处日本九州的熊本县，下辖慈惠苑、梧葉苑两个养老院。熊本县是广西最早结交的友好城市，自1982年之后，两座城市陆续开展了一系列交流活动，1992年桂林中医院与日本熊本机能病院结为友好医院。此后，两国医学专家、医学生多次进行互访并进行中日学术交流。其中就包括日本与广西医疗康复项目中的太极拳合作。在天草慈惠病院每周都会开设两节太极拳课，这个课程的练习者是非病患者，他们拥有运动能力，三个月的太极拳练习可以对他们的身体健康起到可观的作用。2010年，日本将医疗旅游（日本称为"国际医疗交流"）定为国家支柱产业之一，加之日本老年人口众多，太极拳很快便在日本的康健疗养领域得到广泛的普及和应用。

2016 年 3 月，日本政府制订了"未来日本观光梦想"计划，提出"将2015 年已增加到 1974 万人的外国游客数量提高到 2020 年的 4000 万人"的倍增目标。为了吸引更多游客到日本进行体检、治疗，日本发放"个人旅游签""医疗签"，建立国际观光医疗协会，旨在打造"观光 + 医疗"的医疗旅游新模式。目前，日本正积极开拓国外旅游市场尤其是中国市场，发布了一系列针对中国游客的优惠措施，如为游客提供"健康管家式"服务，不少医疗机构甚至配置了汉语翻译和中国护士。中国已成为日本医疗保健旅游的最大客源国。据日本政策投资银行（DBJ）预测，2020年日本医疗保健旅游人数将达到 42.5 万人，潜在医疗保健旅游市场规模将达到 302.8 亿元人民币。

6.2.3　泰国医疗旅游

泰国地处东南亚的中心，是全球首选医疗旅游目的地，同时也是医疗旅游业最发达的国家。泰国的医疗旅游自 1997 年开始兴起，随后发展迅速，如今泰国每年都有 100 万人次以上的医疗旅游游客。泰国康民医院作为唯一一所接受 100 多个国家病患的国际医院，每天接收的患者达 1500 个以上。泰国在世界卫生组织的排名中，医疗费用方面排名第 174 位、医疗质量方面排名第 47 位。据泰国卫生部数据，2013—2018 年医疗旅游为泰国带来超过 8000 亿泰铢的收益。

泰国的医疗旅游发展主打特色医疗旅游产品，价格却不到发达国家的1/2，加之丰富的人文景点和自然景观，十分吸引海内外游客。泰国拥有卓越的医疗机构，如曼谷的康民国际医院、三美泰医院等，获得国际医疗权威机构 JCI 认证的医院近 40 家，赶上了欧美医疗发展水平，而中国只有20 多家。泰国拥有平价的医疗价格，其治疗、护理、整形美容等，医疗费用通常比大多数西方国家和中东国家要便宜近一半甚至更多。有独具特色的医疗产品，20 世纪 70 年代中后期发展的牙科治疗、变性手术、美容整形等医疗项目已然成为泰国医疗旅游特色产品。同时，使用泰国草药进行的独特的泰式按摩以及泰国中医药旅游、SPA 水疗等新型医疗旅游项目在国际上享有盛誉。泰国目前已经成为国际 SPA 产业的市场领导者之一，被誉为"亚洲 SPA 之都"。

泰国作为全世界接待医疗旅游者最多的国家充分体现了何为"无国界医疗"，"五星级的医院"体现了泰国医院提供给患者五星级的服务和体验，"品牌型医院"展现了泰国有众多世界闻名的医疗旅游中心，这些都体现出泰国相对成熟的医疗机构发展模式。近些年来，赴泰的医疗旅游者中，试管婴儿成为热门旅游项目。泰国三美泰（Samitivej）医院是全球最好的试管婴儿研究机构之一，该院在儿童保健领域、整形美容等方面也表现突出。三美泰医院是成立于 1979 年的私立医院，现辖 7 家分院，其中位于曼谷市中心地带的素坤逸医院是三美泰医院中最早建立也是最核心的医院，被认为是泰国乃至东南亚最先进的私立医院之一。三美泰素坤逸医院拥有 275 个住院床位、400 人的专家医疗团队、87 个检测室和上千位护理人员，并且为外籍游客提供多语种的国际交流服务，方便暂时居住在曼谷及其周边地区的外事人员进行商务活动。三美泰是拉差医院是靠近度假小镇芭堤雅的医疗旅游医院。在美丽的阳光海岛上欣赏海景、享受海鲜以及丰富多彩的夜文化——是拉差医院悠然自得的生活方式吸引着全世界的游客。医院配备完善的医疗设施，充足的床位、手术室以及重症监护室，在给予旅游者完善的医疗体验的同时提供完美的度假休闲服务。

泰国近些年来着力将自身打造成为"亚洲健康旅游中心""亚洲卓越保健中心""亚洲健康之都""世界保健中心"和"亚洲健康旅游中心"。医疗机构的发展呈现出规模化、体制化的发展趋势。为了吸引海内外游客，各方都做出了长足努力。泰国医院设立国际医疗协调办公室，提供多种语言翻译和特殊饮食服务。泰国政府积极在世界各地宣传泰国医疗旅游，同时敦促开放性政策的实施，为游客提供观光签证、机票折扣，其中包括针对中国游客推出的政策服务：以治病为目的进入泰国的中国居民 90 天内免签。另外，泰国银行业、保险公司、旅行业和航空公司等行业部门，组成异业联盟，共同为海内外游客提供便捷服务。

6.2.4 美国医疗旅游

医疗旅游在欧美国家萌芽，随后凭借卓越的医疗技术吸引了发展中国家的高收入人群。美国是世界主要的医疗旅游目的地国，同时也是主要的医疗旅游客源国。美国拥有先进的医疗科技、世界顶级的医院设备，同时凭借高端的医疗科技手段成功治愈了众多高难度的病例。20世纪90年代，一些国家的有支付能力人群开始流行赴美生子或接受手术治疗，如今依然有很多明星或者富豪将美国作为复杂手术治疗的首选地。

美国医疗的先进高效主要得益于美国医院集团化的管理模式和"患者至上"的服务理念。梅奥诊所、克利夫兰诊所、山间医疗保健等众多享誉海内外的医疗机构所采用的集团化管理模式，使其可以像大型商业公司一样提供标准化服务，集中资本创造成功并大批量复制。同时，迎合市场需求的服务理念敦促它们必须从患者的角度出发，推崇"患者至上"，不断改进医疗技术，提升服务质量，立足于行业顶尖水平。另外，高效的团队协作和精湛的医疗技术也是美国成为医疗旅游热门目的地的主要原因。

在美国医学领域，享誉海内外的克利夫兰诊所毫无疑问是其中的代表。2018年，在全美最佳医院排名中，克利夫兰诊所综合排名位列全美第二，仅次于梅奥诊所。顶尖的医疗技术使其在众多医疗领域取得了卓越的成就。作为全世界心脏病研究治疗技术最好的医院，该诊所不断通过质量管理的方式改进医疗技术，提出的"心脏病诊疗计划"连续23年入围全美最佳。该诊所采用集团管理方式，这使得其在医疗相关的其他管理方面也发挥出色。克利夫兰诊所通过收购医院，设立分院、学术型医疗机构，设计并构建眼科、癌症和心脏研究所，创建新的医学院等方式，建立了综合性的医疗服务体系。在大数据潮流的背景下，克利夫兰诊所建立了全美最完善的医疗数据网络系统，包括全美最透明的医疗诊断结果、最先进的医疗数据搜索引擎 eResearch 以及最全面的电子病历系统。eResearch 是由克利夫兰诊所提供启动资金和办公场所进行研究开发的，目前该搜索引擎已经收集了包括4亿病人、200家医院以及超过10万家医学研究机构在内的病例资料和医学资料。电子病历系统连接克利夫兰诊所和其他医疗研究机构，贡献它们自己的数据，并授权系统里的医学专家可以随时查阅其他医学领域的数据情况。医疗数据网络系统将克利夫兰诊所和与其合作的医疗机构、医学院以及医生护士都连接在了一起，使各方通过物联网、互联网可以随时传递医疗资源并进行医学交流，在扩大克利夫兰诊所影响力的同时避免了医学行业的过度医疗和成本浪费。克利夫兰诊所的医学交流版图不断扩大，2018 年克利夫兰医学中心与上海新虹桥国际医学中心合作，建立克利夫兰医学联合国际综合医院，标志着克利夫兰医疗服务理念走向亚洲，进一步走向世界。

克利夫兰诊所每年均投入 100 多万美元用于医疗数据网络的维护，在医疗技术上的投资更是数额惊人。以它为代表，美国医院一直都是敢为人先，率先走在医学前沿。据统计，美国每年国家预算的 1/4 都花在了医疗补助上，医疗研究费用也是我国的数百倍；世界顶级的医学院为美国源源不断地输送顶级的医学人才；新型医药的研发和上市也比我国早 6 ~ 8 年，据麻省总医院统计，近五年美国批准的上市药品中只有 30% 可以在中国市面上找到。这些因素决定了美国的临床医学处于世界顶尖水平。无差别对待的标准化治疗服务和护理体验，配合高度统一的团队合作模式，可以让每一位患者同时享受到多个领域的医学专家提供的治疗方案，在确保治疗质量的同时获得高度满意的患者体验。前往美国的医疗旅游者大都是寻求以"治"为主的重症治疗患者，因此卓越的医疗技术和优质的医疗服务成为美国医疗旅游最大的"武器"。

近些年来，高昂的医疗费用和第三世界逐渐提高的医疗水平，使全球医疗旅游市场客流不再单单呈现从发展中国家到发达国家的单向流动趋势，发展中国家"第三世界的价格，第一世界的服务"吸引了发达国家得不到医疗保障或者支付不起医疗费用的人群。但是，世界经济技术全球化在不断改变着客流市场，一个国家只要掌握核心技术和优质服务，依然可以吸引游客，成为热门的医疗旅游目的地。

第 7 章 基于国际经验的我国医疗旅游发展模式研究

　　旅游是满足人们对美好生活向往的重要途径之一。近年来随着中国经济的发展，人们对旅游的需求越来越多样化，医疗旅游已成为新的旅游利基市场，是将健康产业、养生产业和旅游产业相融合的一种高品质的旅游产品，也是一种以追求养生为核心诉求的休闲旅游形式，符合人们对养生与旅游的需求（陈纯，2019）。近几年来，国家纷纷出台相关支持性政策，大力促进我国康养旅游和医疗旅游的发展。2016 年 1 月，国家旅游局出台《国家康养旅游示范基地》，确定了 5 个"国家康养旅游示范基地"，并将康养旅游纳入国家发展战略（任宣羽，2016）。同年 10 月，中共中央、国务院印发《"健康中国 2030"规划纲要》，提出推进健康中国建设以及积极探索促进健康与旅游、养老、健身及休闲融合的新模式（李虹，2019）。"医疗旅游"逐渐进入消费群体的视线并迅速发展。

　　医疗旅游最初源于国外的健康旅游。14 世纪初，欧美开始兴起医疗旅游，该时期医疗旅游主要是以温泉度假胜地的形式出现，为消费者提供各种养生旅游活动项目（曲亚楠，2019）。欧美国家依赖得天独厚的自然资源开发医疗旅游产品，吸引大量的游客前来消费，让游客既可以旅游又可以缓解身体疾病。19 世纪以后各国旅游设施大力发展，不仅提供基础配套设施，也升级了健康服务设施，医疗旅游在此基础上得到相应发展（李新泰，2019）。到了 20 世纪末，医疗旅游兴起于北美地区，此时的医疗旅游又增加了医疗护理的技术和设施，该时期的医疗旅游在亚洲泰国发展达到高峰期。从医疗旅游发展的历程来看，医疗旅游模式在国外较为成熟，目前在我国发展相对落后。虽然我国中医药医疗旅游开拓了部分市场，但尚处于混乱、无序的发展状态，缺乏明确的细分市场定位，未能推出有针对性的产品开发和营销策略，标准规范和法律法规体系不健全等问题凸显。为此，本章试图在全面了解国内外医疗旅游发展现状的基础上，提出有针对性的建议，以促进我国医疗旅游产业良性发展。

7.1　国外医疗旅游发展的模式

国外医疗旅游发展的典型模式可以总结为资源依赖型、健康服务型、医疗保健型和养老综合型四类。

7.1.1　资源依赖型：法国依云小镇度假区

资源依赖型的医疗旅游是指主要依靠自然资源的比较优势，通过对自然资源的开发与加工运用到医疗旅游中而形成的发展模式。资源依赖型的医疗旅游最核心的特色就在于充分利用自然资源，包括高山、溪水、海洋、温泉和森林等，这些优质的自然资源具有一定的医疗价值，同时对旅游者有一定的吸引力。资源依赖型的医疗旅游发展模式的核心优势在于产品的资源具有不可替代性，容易形成独特的竞争优势，难以被其他产品取代。法国依云小镇度假区的发展便是医疗旅游中的典型资源依赖型。下面将从法国依云小镇度假区的概况、特色和运营模式三方面进行描述。

法国依云小镇度假区，位于法国上萨瓦省北部的埃维昂勒邦，背靠阿尔卑斯山脉，面朝莱芒湖，是一个依山傍水的美丽小镇。1789 年，依云小镇因依云水奇迹般地治愈了肾结石而逐渐被大家所知；1807 年，小镇开始直接灌装依云水，不经过任何人工处理销售依云矿泉水，打开了依云小镇的知名度；1824 年，依云小镇因依云水奇特的疗效建立了温泉疗养院，开始成为疗养胜地。经过多年的发展，依云小镇不仅成立了依云水平衡中心，帮助人们缓解疾病，体验健医疗生；还建设了旅游休闲集中区，为游客提供各种旅游度假的配套设施，最终发展成为具有美体保健（健康管理、温泉疗养、美容中心、矿物医疗中心）、商务会展（会议中心、赌场）、旅游观光（观光码头、滨海广场、山地缆车、水上湿地花园）以及户外运动（高尔夫球场、滑雪场、游艇码头）等产品的度假区（邹统钎，

2019）。正因如此除传统的医疗康复及养生度假人群外，商务旅游人群也成为依云小镇的客户群体。

依云小镇度假区最核心的特色在于自然资源。依云小镇背靠阿尔卑斯山，来自高山的融雪和山地雨水在阿尔卑斯山脉腹地经过长达15年的天然过滤和冰川砂层的矿化形成了天然依云水，具有独特的疗效，可以治愈身体疾病，吸引了大量的游客前来体验。在镇上，关于依云水的传奇是 SPA。世界上有三大著名的中低温地热田，匈牙利、俄罗斯、法国各占其一。法国拥有的温泉数占欧洲的 1/5，而法国人最引以为自豪的则是他们的医疗温泉，依云是其中的代表。依云温泉号称是世界上唯一的天然等渗温泉。温泉水的 pH 值几近中性，由于具有独特的等渗透性，一接触皮肤就可以迅速渗入皮肤表层，各种有效成分就能充分发挥作用，对皮肤有极佳的治疗作用。依云小镇的自然环境也是吸引游客前来的一大亮点。依云小镇的大部分建筑在 1870—1913 年之间完成，市政厅、博彩中心、大教堂等地标性建筑都面朝莱芒湖，是典型的 19 世纪法式建筑风格，极具观赏性。依云小镇气候宜人，适合花草生长，当地的居民也很擅长用美丽的花卉打扮家园，被誉为"最多鲜花的城市"，给予人们视觉上的享受（段金萍，2018）。

依云小镇度假区正是因为挖掘了自身鲜明的特色从而脱颖而出。依云水是依云小镇最大的特色，具有天然的疗养功能，能够很好地满足养生旅游人群的需要。也正是因为这一特色，当地政府制定政策和成立各种协会保护依云水，使依云旅游度假区可持续发展。同时，优越的自然环境也是依云小镇的一大特色，依云小镇属于自然资源依托型的风景小镇，具有独特的自然风光以及典型的法式建筑。优美的自然环境是度假区发展的重要因素，因此当地开发者积极保护自然环境，保持小镇独有的特色。依云小镇度假区另一个运营模式则是产业链的发展和延伸。由于依云水有神奇的疗效，对治疗神经系统、皮肤、心血管、泌尿和消化道等方面疾病有较好的疗养作用，因此当地大力发展依云水疗中心和温泉 SPA 馆。小镇以水资源为依托，通过构建多元的配套设施，延伸发展高尔夫球赛事、国际会议、旅游观光等产业，逐步形成了以矿泉水制造、温泉 SPA 疗养为主导，以高尔夫赛事、商务会展、户外运动、旅游观光、美体保健和娱乐休闲为衍生的产业体系（邹统钎，2019）。

7.1.2　健康服务型：泰国奇瓦颂养生度假村

健康服务型医疗旅游是指以健医疗生为理念，以健康概念酒店、度假村的开发为主导，以提供水疗、瑜伽和太极等养生疗法和健身功法的健康服务为特色而形成的一种健医疗生方式。这种养生居住区向人们提供的不仅仅是居住空间，更重要的是一种健康生活方式，集高质量特色住宿、健康疗养于一体，将自然和人文、传统养生疗法与现代健康理念相融合，为客户提供特色、专业、全面和系统的健康服务，致力于构建从医疗环境、医疗设施到产品设计、饮食规划等的全方位养生体系。下面将从泰国奇瓦颂养生度假村的概况、特色和运营模式三方面进行叙述。

泰国奇瓦颂养生度假村位于泰国华欣市，由泰国副总理的夏日别墅扩建而成，于 1995 年开业，是亚洲第一个目的地型水疗中心，也是亚洲第一大综合性养生胜地。"奇瓦颂"在泰语中的意思是"生活的避风港"，也可翻译为"生命的天堂"，其哲学理念解读为思想、身体和灵魂上的健康（邹统钎，2019）。度假村共开发有肌体理疗、健身、SPA、营养、科技美容和身心灵健康六大养生功能板块，一直以提倡健康的生活方式为己任。目前的客户群体以欧洲客户为主，亚洲顾客正逐年增加，其中商务客户是市场主力，客户群体也日趋年轻化[①]。奇瓦颂养生度假村将东方传统疗法和西式健康维护相结合，融东南亚风情体验、高质量特色住宿、健康疗养为一体，竭力为顾客创造一种健康体魄和完整安乐的生活方式，是一站式的健康主题疗养地。

泰国奇瓦颂养生度假村从养生环境、养生项目、养生服务等方面打造了全方位的养生体系。在环境设计方面，奇瓦颂对空气质量和噪声有着严格的控制，采取多种措施保证安静平和的环境，致力于打造一个完全不受外界干扰的庇护所。同时，以水为核心元素、以湖为核心景观的养生环境

---

① 泰国奇瓦颂（Chiva - Som）养生度假村 - 圣辉堂 PPT［EB/OL］.（2016 - 09 - 06）［2020 - 05 - 27］. https://wenku. baidu. com/view/d8763ffb844769eae109ed98. html.

设计，将顾客的活动空间延伸到户外，公共活动空间采用全落地玻璃设计，拉近与自然的距离（邹统钎，2019）。在项目打造上，奇瓦颂倡导保健预防的养生理念，建设了全面的养生设施。在融合东方疗法和西方科技的基础上，对其进行整合，推出了奇瓦颂初体验、完美体型养生、纵情SPA养生、健康再造养生、心灵平静养生、排毒艺术养生、终生瑜伽养生、体重管理养生、自然疗法养生等多种养生项目。在这些养生课程安排上有着严格的要求，最大限度地让客人享受到最先进、有效的治疗服务，并搭配健康的饮食计划，注重营养均衡和在养生度假中的功效①。在服务设计上，将住宿与疗养服务进行有效捆绑，每个养生系列都会设计3～28晚周期不等的疗程，结合顾客个人的身体需求和生活方式的改善量身定做相应的医疗服务。度假村内拥有专业的健康专家团队，包括问诊医生、理疗师、健身教练、SPA技师、营养专家和其他健康从业者，会对每一个来访者进行全面的健康问诊，设置咨询、检查、专家建议养生计划、顾问全程跟踪疗程效果等全套程序，为顾客提供客制化的养生服务。

奇瓦颂养生度假村作为一个典型的健康概念酒店，其健康服务全面地涵盖了健康咨询、健康治疗、身体锻炼、健身课程和活动、温泉美容疗法以及营养和饮食计划等内容，最突出的经营模式就是将特色住宿与健康疗养服务进行有效捆绑，并根据肌体的健康状况设计全套养生计划。这种捆绑式的产品组合设计和特色的组合式养生法，可以为顾客进行更加专业的医疗辅导，提供更加全面的医疗服务体验②。与此同时，奇瓦颂养生度假村将传统亚洲疗法和现代科技、东方文化和西方健康理念、自然环境和人文特色进行了有机的融合，使得医疗体系更加立体化，并采用全包式的服务链条设计，从每一位住店顾客的生活方式和生活故事出发，为顾客提供更有针对性的，更为全面、系统和有效的健康服务，使客人在逗留期间获得最佳平衡状态，最终引导顾客学习如何把健医疗生理念融入生活中（邹

---

① 身、心、灵的疗愈胜地！泰国奇瓦颂养生度假村！［EB/OL］.（2019－08－04）［2020－05－27］. https://new. qq. com/omn/20190804/20190804A0E84E00.

② 泰国奇瓦颂（Chiva－Som）养生度假村－圣辉堂PPT［EB/OL］.（2016－09－06）［2020－05－27］. https://wenku. baidu. com/view/d8763ffb844769eae109ed98. html.

统钎，2019)。奇瓦颂养生度假村作为世界上最负盛名的疗养胜地之一，值得进一步学习和借鉴。

7.1.3　医疗保健型：日本静冈医养小镇

医疗保健型医疗旅游是指以医疗护理、疾病与健康、康复与休养为主题，以丰富的医疗资源、专业的医疗技术和完备的医疗体系为核心竞争力，以提供癌症手术、运动康复、整形美容、高端体检等健康治疗并配合特色的休闲活动和养生疗法为特色而形成的一种医疗类型，通过建立以医养结合为核心的医疗服务体系，在为患者提供康复治疗的同时推动当地医药研发、食品加工、休闲旅游、金融投资、教育培训等多产业的共同发展。下面将从日本静冈医养小镇的概况、特色和运营模式三方面进行叙述。

日本静冈医养小镇位于日本富士山下的静冈县，地处太平洋沿岸及富士山与南阿尔卑斯山环绕之中，东邻伊豆半岛，气候温和，温泉资源丰富，是日本最大的茶乡所在地，素有"长寿第一县"之称①。静冈县于2001年启动富士医药谷计划，以县立静冈癌病中心开设为契机，围绕"静冈癌症中心医院"打造了"医疗吸引核"，围绕"康复保健中心"构建起"休养聚集区"，并把医疗研究教育融入医疗产业中，成功实现"产业延伸环"②。依托上述"医""养""产"三方面的互融互通，为老人、患者以及游客提供完善的医疗康复体系及独特的休养生活方式，建立起集健康、医疗、生物试验、保养、度假于一体的新型健康基地，成为日本乃至全球著名的医疗旅游目的地。

静冈医养小镇的核心优势是其丰富的医疗资源，其核心建筑静冈癌症中心下设静冈癌症中心医院、静冈癌症中心疾病管理中心和静冈癌症中心研究所，为患者提供先进、专业的诊疗技术。同时，癌症中心借助医药谷项目开发与一些重点大学、医院、企业及各行政机关、金融机构、经济团

---

①　世界长寿之乡的新型健康基地——日本静冈医药谷［EB/OL］.（2013 - 12 - 06）［2020 - 05 - 27］. http://blog. sina. com. cn/s/blog_d179b6e80101d8ih. html.

②　养老地产项目国内外典型案例研究——日本·静冈医养小镇［EB/OL］.（2017 - 10 - 24）［2020 - 05 - 27］. https://house. ifeng. com/news/2017_10_2451262239_0. shtml.

体建立紧密的合作网络，紧抓医疗研究及医药产品、医疗器械开发，构建了完备的医药体系①。但作为医养结合体，静冈小镇的特色不仅是关注患者的病情，让患者得到专业化的医疗服务，更是为患者构建健康的生活方式，搭建一条从"医"到"养"的停留路径，让患者得到真正的康复和休养。为此，小镇在医药体系外打造了"医疗保健体系"和"休闲体系"。医疗保健体系通过设立医疗健康产业研究开发中心，把医疗保健的健康理念融入食品产业中，为患者开发健康和功能性食品；设立康复保健中心，依据静冈的优势资源设计了特色化的体系疗法如温泉疗法、园艺疗法、气候疗法"羊水保健法"等来构建休养生活方式，为每位患者制定专属的"休养套餐"，提供一日三餐的营养搭配建议和疗养项目的体验，并设置体能训练中心，安排大量的时间让患者以运动的方式体验健康的生活。休闲体系依托富士山独有的山地气候与自然景观，针对游客和患者设置富含负氧离子的山地休养路线②，依托温泉资源开发休闲度假游；依靠茶园进行生态旅游开发，使患者或者游客将养疗康复完全融入日常生活中③。

静冈医养小镇作为一个典型的医疗旅游综合体，以独特的、领先世界的医疗资源为核心吸引点④，建立癌症中心医院，开发最先进的医疗技术，并依靠强势的医疗资源打造了一个从医疗到医疗休闲全方位的产业链，在发展药品临床试验、药品生产、医疗器械、教育培训的同时以医促养，把医疗保健融入健康食品研究，并开发以生态旅游和休闲观光为主的康旅产业。通过打造互融互通的"产学官金"体系，逐步完善从医护建设提升到养老服务融合休闲度假这一历程，不断开发多种养生产品、丰富医疗旅游业态，构建起"医—养—游"一体化体系，建立新型健康社区，为老人、

---

① 图说养老：仅10年，这个日本医养小镇从无到有、走向国际［EB/OL］.（2019 - 02 - 27）［2020 - 05 - 27］. http://k. sina. com. cn/article_6586575291_1889729bb00100hw03. html.

② 日本静冈医养小镇：构建医养结合的健康休养生活方式，成为老人们的首选之地［EB/OL］.（2019 - 07 - 19）［2020 - 05 - 27］. https://www. sohu. com/a/328160338_99953334.

③ 中国城镇化促进会. 如何借助传统文化符号实现乡村振兴？［EB/OL］.（2018 - 11 - 16）［2020 - 05 - 27］. http://www. cupc. org. cn/index. php? a = show&c = index&catid = 182&id = 2208&m = content.

④ 医养融合康养项目如何做？日本静冈医养小镇模式值得借鉴！［EB/OL］.（2019 - 08 - 15）［2020 - 05 - 27］. https://new. qq. com/omn/20190815/20190815A0OGX200. html.

患者以及游客提供独特的休养生活方式以及完善的医疗康复，实现了"医""养""游"的有效结合①，将患者的养疗康复、老人的情感需求以及游客的观光体验融入日常生活中。让患者留下来不仅仅是来治疗，更是来体验一种独特的医疗生活方式，形成一种来了就不想离开的健康欢乐体验。静冈医养小镇作为国际上医养结合、高效服务的标杆案例，值得进一步学习和借鉴。

7.1.4　养老综合型：美国太阳城养生社区

养老综合型医疗旅游模式是依托区域良好的环境资源，同时拥有一定经济实力的老年群体，通过养老社区与城镇社区相共生的平台，将医疗、气候、生态、康复、休闲等多种元素融入养老产业，发展康复疗养、旅居疗养、休闲度假型等旅游业态，打造集养老居住、养老服务、养老配套于一体的综合性项目，为老年人打造集养老居住、医疗护理、休闲度假为主要功能的养老小镇和养老社区。国际上在养老综合型医疗旅游的模式上发展较为成熟的有美国太阳城养生社区。下面也将从美国太阳城养生社区的概况、特色和运营模式三方面进行描述：

美国太阳城养生社区位于阳光明媚的亚利桑那州凤凰城郊区，因当地全年有 312 天能够接收到充足的日照而得名。项目始建于 1960 年，历经 20 年完工，占地约 66.3 平方千米，可容纳人口约 44000 人，其产业形态包括别墅、公寓、养老院、护理中心。目前已拥有 10 多万居民，规模定位为"微型城市"，是世界上著名的专供退休老人居住和疗养的社区。太阳城是一个专为老年人设立的城市，定位于活力老年社区，明文规定所有居民必须在 55 岁以上，这个年龄以下的，即便是亲属子女也没有居住权。在产品设计方面，住宅产品以独栋和双拼为主，此外还包括多层公寓、独立居住中心、生活救助中心、生活照料社区以及复合公寓住宅等。尤其是生活设施方面，配备有 7 个娱乐中心、2 个图书馆、2 个保龄球馆、8 个高尔夫球场、3 个乡村俱乐部。其中高尔夫球场占地 1200 亩，因此太阳城被

---

① 日本静冈医养小镇:构建医养结合的健康休养生活方式,成为老人们的首选之地[EB/OL]. (2019 - 07 - 19)［2020 - 05 - 27］. https：//www. sohu. com/a/328160338_99953334.

誉为"高尔夫爱好者的天堂"。在它周边有 Lake Pleasant 地区公园、White Tanks 地区公园以及亚利桑那原始人生活历史博物馆,集休闲、旅游、运动、文化、养老于一体。

美国太阳城养生社区的特色在于集中式养老,将有养老需求的老年人群集中在一起,为老年人群提供全面的养老设施以及养老服务。在集中式养老社区的模式上,太阳城开发了全面的配套设施,既有高尔夫球场、保龄球馆、康乐馆等休闲设施,也有老年学校、烹饪班、俱乐部、图书馆、博物馆、艺术馆等生活设施,还有心脏中心、眼科中心、数百个诊所和综合性医院等医疗设施,满足了老年人群的生活需求和疗养需求。在建筑规划上,太阳城完全按照老年人的需求设计,无障碍步行道、无障碍防滑坡道等保证了老年人的安全。同时太阳城在服务对象上也进行了精细的分类,包括完全健康的老人、需要半护理的老人和需要全护理的老人,按照老年人的健康情况和需要照顾的情况提供不同的居住产品①,有独栋住宅、连体住宅、多层公寓、独立居住中心、生活救助中心、生活照料社区、复合公寓住宅等(杨心怡等,2019)。集中式养老社区的模式,解决了大规模的养老问题,可以集中、高效利用有限的社会优质资源,给政府减轻沉重的负担,促进社会的发展与进步。

美国太阳城养生社区在经营模式方面采用了多维的运作模式,将保险、地产、养老产业融合在一起,同时企业化运营,买断居住权,采用酒店式管理方式,向会员收取一定的会费②。集中社区化养老,注重老年人的健康与精神呵护。在各种养老模式中,社区化养老具有人群互适性、设备专业性、布局合理性、设施舒适性及活动多样性等特点,体现了集中化养老的优势,有助于老年人获得比居家养老更为丰富的养老性设施服务。采用专业化管理,提供周到、便捷的养老服务。"太阳城"在管理方面主要通过社会协会(community association)来开展,根据老年人具体的养老

---

① 雅达.国外经典养老机构介绍(一)——美国太阳城[EB/OL].(2019 - 01 - 17) [2020 - 05 - 27]. http://www. ydholdings. com/news_detail/1852. html.

② 集中式养老社区代表美国太阳城社区案例深度研究分析报告[EB/OL].(2017 - 10 - 21) [2020 - 05 - 27]. https://max. book118. com/html/2017/1021/137653063. shtm.

需求设置了具体的部门，配备完善的管理制度，为老年人提供了周到、便捷的养老服务，引进了高科技设施，设备提高服务效率，并能够根据老年人的养老需求不断加以改进。与此同时，"太阳城"还采用了 CCRC（continue care of retirement community，持续照料退休社区）模式。这是一种复合式的老年社区，通过为老年人提供自理、介护、介助一体化的居住设施和服务，使老年人在健康状况和自理能力变化时，依然可以在熟悉的环境中继续居住，并获得与身体状况相对应的照料服务[①]。CCRC 可以在同一社区中满足完全自理、半护理以及全护理三类老人对健康管理、护理和医疗等方面的基本养老需求。

7.2　我国医疗旅游发展的现状及特点

我国医疗旅游的发展尚处于起步阶段。2012 年四川攀枝花率先提出发展"医疗旅游"，被视为医疗旅游的开端（叶宇等，2018）。随着我国人口老龄化形势的加剧和亚健康人群比重的增加，2015 年李克强总理在政府工作报告中提出"健康中国"战略，将健康主题上升到国家高度，也拉开了医疗产业与旅游业融合发展的序幕（易慧玲和李志刚，2019）。此后，国务院及各部委发布了针对医疗业及促进旅游业发展的若干文件。2016—2018年，先后制定医疗旅游示范基地标准，积极推动医疗旅游示范基地建设，促进医疗旅游发展（易慧玲和李志刚，2019）。在人们对健康养生的需求和国家政策的支持下，国内康养旅游的发展迎来了快速发展时期。目前我国 70% 的人处于亚健康状态，15% 的人处于疾病状态，再加上 17% 的 60 岁及以上的老年人口，医疗旅游发展的市场潜力巨大[②]。在"健康中国"国家战略背景下，健康产业已经成为新常态下经济增长的重要引擎，大健康时代已全面来临。随着大众旅游时代的推进，追求健康和精神享受，也成为休闲度假旅游的主要诉求。"医疗 + 旅游"迎来了黄金发展时期。据统

---

① 建筑联盟．美国太阳城开发模式和 CCRC 精细化管理［EB/OL］.（2019 - 02 - 09）［2020 -05 - 27］. https://www. sohu. com/a/293784097_188910.

② 前瞻产业研究院．康养旅游行业发展现状和市场前景分析［EB/OL］.（2019 - 03 - 16）［2020 - 05 - 27］. https://www. douban. com/note/709275324/.

计，国内养生旅游占旅游交易规模的 1% 左右，2015 年中国旅游市场总交易规模为 41300 亿元，医疗旅游的交易规模约为 400 亿元，截至 2018 年，我国医疗旅游的市场规模达到 691 亿元，同比增长 20%，呈现出快速增长的态势，预计 2020 年我国医疗旅游市场规模将达 1000 亿元左右①。我国医疗旅游的发展处于快速发展阶段，具有以下几个特点。

7.2.1　资源驱动型的医疗旅游

我国许多地区拥有丰富的生态养生资源，如高山资源、森林资源、温泉资源、滨海资源等，这些自然资源都有天然的养生功能（祁小云，2016）。资源驱动型的医疗旅游目的地依托本地资源延伸森林浴、日光浴、生态浴、温泉浴等产品线，打造功能复合型度假区吸引大量游客。我国四川攀枝花市依托高海拔、低纬度、高日照指数和高负氧离子含量等资源优势，发展医疗旅游业。海南省依托阳光充足、气候条件好、海洋资源丰富等资源优势，发展医疗旅游业。吉林长白山旅游度假区、江苏南京汤山温泉度假区亦是依托生态资源发展温泉医疗旅游。我国的医疗旅游多是依托生态养生资源而发展起来的，但是现阶段的医疗旅游开发模式较为单一，没有深度挖掘出生态养生资源的特色优势，协同作用未能有效发挥，使得旅游产品难以吸引游客。

7.2.2　产业融合型的医疗旅游

当下产业各界正步入融合发展时期，医疗旅游也逐步形成"医疗旅游+"的发展模式。我国医疗旅游的发展充分利用资源，对资源加以整合和改造，推进林业、农业、体育、医疗和文化产业与医疗旅游的深度融合（易慧玲和李志刚，2019）。林业与医疗旅游的融合中，森林资源有天然的养生功能，且有许多珍稀名贵的中草药材，其为林业与医疗旅游融合发展形成避暑疗养胜地成为可能（谢晓红等，2018）。农业与医疗旅游的融合中，利用农村良好的生态环境、便利的交通、淳朴的民风以及闲置农房和

---

① 前瞻产业研究院. 康养旅游行业发展现状和市场前景分析［EB/OL］.（2019－03－16）［2020－05－27］. https://www.douban.com/note/709275324/.

土地资源，打造生态宜居的医疗旅游小镇①。体育与医疗旅游的融合中，将体育运动，如登山、攀岩、骑行、滑水等融入医疗旅游中，打造大型体育赛事，强化健康生活理念，创建体育医疗旅游示范基地，以体助旅，以旅兴体（邵爱清，2019）。医疗与旅游的融合中，依托中医药资源、民族医药疗法以及现有的医疗技术，打造中医药养生保健、医疗康复等医疗旅游产品（邵爱清，2019）。文化与医疗旅游的融合中，依托地方文化，深度挖掘文化内涵，打造文旅融合的医疗旅游产品。我国医疗旅游发展的产业融合模式中呈现这五种模式，但也有着产业融合不够深度的问题。

7.2.3　文化依托型的医疗旅游

文化依托型的医疗旅游是指以文化内涵为核心，深度挖掘文化特色，围绕文化展开医疗旅游产品和服务体验的开发而形成的医疗旅游。我国山东东阿阿胶医疗旅游就是依托阿胶养生文化和中医药文化，将文化融入医疗旅游产品和康养服务中去，打造独特的医疗旅游品牌。河南以岭健康城以"通络、养精、动形、静神"八字养生文化为指导，开发食品、保健、药品等产品，通过通络调理、动形健身等活动以及睡眠监测、按摩、足疗等体验项目，为消费者提供了高品质的医疗旅游体验。河南少林寺依托少林文化，打造拥有少林文化的医疗旅游产品和服务体验，如"八段锦"养生功夫、功夫舞台剧以及少林文创产品等医疗旅游产品。目前，我国文化依托型的医疗旅游发展模式较少，需要充分挖掘地方特色，形成医疗旅游独特的文化内涵。

7.3　我国医疗旅游发展的国际经验与对策

随着人们对健康意识的提高以及国家相关政策的支持，人们对医疗旅游的需求逐渐增强，业界也纷纷开发医疗旅游产品满足消费者的需求，促进了我国医疗旅游的快速发展。当前，我国医疗旅游的发展总体上表现出发展迅速、市场前景广阔的特点，但与国外医疗旅游发展较为成熟的国家

---

①　休闲农业与乡村旅游规划．一二三产业融合新样式——康养农业［EB/OL］．（2019 – 07 – 25）［2020 – 05 – 27］．http://blog. sina. com. cn/s/blog_8cfe23b00102yszb. html.

相比，我国医疗旅游的发展仍存在较大的差距，存在产品结构较单一、基础设施不完善、品牌效应不强、标准规范和法律法规体系不健全等缺点（刘琪，2019）。因此，我国应积极从医疗旅游发展较好的国家吸取经验和教训，为我国医疗旅游的发展提供经验和借鉴。

7.3.1 挖掘产品特色，打造医疗旅游品牌

产品是发展医疗旅游的基础，特色产品是发展医疗旅游的核心竞争力之一。我国医疗旅游发展迅速，但同时也出现了许多雷同、复制度高的医疗旅游产品。对于消费者来说，因产品缺乏新颖性而失去购买兴趣；对于开发者来说，则产品竞争力严重不足。任何一种产品的发展，都要形成自己独有的产品特色，打造特色产品品牌，才能立于不败之地（曾豪等，2019）。法国依云小镇正是利用依云水这一不可复制的优势，发展出具有自身特色的医疗旅游。我国旅游资源类型丰富，各地区不乏高品质垄断性资源，在发展医疗旅游时，应精准定位，突出地方属性及产品特色，避免盲目开发、雷同开发。发挥地方旅游资源优势和地方民族文化特点，充分挖掘医疗旅游产品特色，并对产品进行提炼、延伸，形成自己独特的医疗旅游品牌。将旅游品牌升华为大众认可和熟知的旅游形象，吸引旅游者到访并形成口碑效应，同时做好营销推广，提高医疗旅游产品的知名度。

7.3.2 强化资源整合，丰富医疗旅游产品

资源整合是根据地方医疗旅游发展战略和市场对医疗旅游的需求，对有关资源进行重新配置。通过资源间的融合，可以丰富医疗旅游产品。我国医疗旅游的产品结构较为单一，产品类型较少，缺乏深度的开发。我国医疗旅游消费者主要有七大诉求：延年益寿、强身健体、修身养性、医疗、修复保健、生活方式的体验和康养文化的体验（杨慧，2019）。同时我国本身就拥有丰富的资源，如：森林、湖泊、海洋等生态养生资源；中医药文化、阿胶文化、七修文化等养生文化资源；针灸、拔罐、推拿等保健资源。医疗旅游目的地开发者应积极利用各种资源，将各种资源围绕医疗旅游进行合理规划，并对其进行改造和加以整合，挖掘资源之间的联系（杨慧，2019），始终贯彻"以康养为中心"的理念，丰富和完善医疗旅游产

品，形成完整的医疗旅游产品体系，为消费者提供多样化的产品选择。

7.3.3　加强产业融合，构造医疗旅游产业体系

在"医疗旅游＋"盛行的时代中，医疗旅游发展避免不了与其他产业相融合：与第一产业融合形成乡村医疗旅游、森林医疗旅游等，与第二产业融合形成医疗旅游地产、工业医疗旅游、医疗旅游相关装备制造等，与第三产业融合形成医疗旅游全产品体系。产业融合既拓展了其他产业的发展方向，又增加了医疗旅游产品的多样性。我国产业融合的医疗旅游发展有五种模式："林旅融合""农旅融合""体旅融合""医旅融合""文旅融合"（易慧玲和李志刚，2019）。"林旅融合"医疗旅游模式中，利用森林资源的养生功能，打造具有康养功能的国家级森林医疗旅游度假胜地。"农旅融合"医疗旅游模式中，利用良好的生态打造生态宜居的医疗旅游小镇。"体旅融合"医疗旅游模式中，利用体育运动的健康元素，创建康体旅游基地。"医旅融合"医疗旅游模式中，利用中医药资源和文化，打造医疗保健型旅游目的地。"文旅融合"医疗旅游模式中，利用地方独特的文化特色，开发文旅融合的医疗旅游产品。在医疗旅游发展的过程中，积极加强产业融合，构建医疗旅游产业体系，形成"医疗旅游＋"的新格局。

7.3.4　加强基础设施建设，提升医疗旅游体验

基础设施是旅游开发的基础和必备条件，发展医疗旅游必须依靠康养方面的设施、设备。基础设施的完善格外重要，只有完善基础设施，游客才能够真正地享受到康养之旅。我国医疗旅游的基础设施不完善，更是缺乏养生体验类的基础设施。首先，基础设施主要包括吃、住、行、游、购、娱六个方面，因此，我国目的地开发医疗旅游应当对以上六个方面的基础设施进行全面建设，比如加大对酒店、纪念品商店以及旅游景区的建设力度；其次，医疗旅游区别于其他类型旅游的特点在于"康养"，所以，养生设施、医疗设施和休闲设施等康养体验设施是医疗旅游目的地建设的重点。充分利用中医保健手段、医疗康复技术，打造高品质的康养基础设施，增强整个服务体系的设施支撑，提高旅游者满意度，提升游客医疗旅

游体验（周曦和李佳丽，2018）。

7.3.5　加强政府宏观管理，完善医疗旅游政策法规

特色医疗旅游品牌的建立离不开政府的宏观指导及旅游产业、健康产业的共同努力。应以发挥市场的决定性作用基础上的医疗旅游企业为创新主体，满足医疗旅游者的消费需求，政府进行引导和制定行业准入和退出规则，行业协会、非政府组织等提供辅助支持，进一步完善医疗旅游业的配套法律法规，以促进其健康、有序发展。

7.3.6　着力培养专业人才，提升康养服务及技术支撑能力

人才是一个组织甚至整个产业是否具有长远发展潜力的重要决定因素，专业人才队伍的建设是康养服务的基础（易兰兰等，2018）。我国医疗旅游发展的专业人才较少，服务意识薄弱，不能为消费者提供高品质的服务，消费者医疗旅游体验差。我国医疗旅游业要长远发展，就要积极加强医疗旅游专业人才的培养。坚持人才多样化与专业化培养原则，突出特色化和创新性，重点培养"康养＋旅游"双型综合性人才。在高等院校重点设立康养类专业，建立以康复、养老服务为核心的课程体系，形成中医药保健、美容、SPA、护理等技能型人才的培养框架。瞄准市场，加强院校与企业之间的合作，院校为企业提供专业人才，企业为院校提供工作岗位，形成院校与企业之间良好的市场供需关系。加大康养技能培训经费投入，重视职业技能水平的提升。此外，以技能为核心，以服务为特色，建立医疗旅游服务标准，加强技能人员服务意识培训，建立具有一定康养医护知识的志愿者服务中心，优化医疗旅游服务品质，提升旅游体验。

第8章 总结与展望

8.1 消费者层面的医疗旅游需求分析

尽管我国医疗旅游起步较晚，但我国居民对医疗旅游的需求非常旺盛。旅游作为一种幸福产业，是满足人民对美好生活向往的重要途径之一。随着我国经济社会的发展和老龄化加剧，医疗和旅游结合在一起的医疗旅游成为新的利基市场。2022年在我国举办的冬残奥运会逐渐临近，国内和境外人群的医疗旅游需求会更加强烈。为此，提供有特色、高品质的医疗旅游产品，满足医疗旅游消费者的需求，必须首先深入了解消费者的需求。

第一，从医疗旅游行为意向角度出发，本研究发现计划行为理论对我国居民参加医疗旅游的行为意向具有良好的解释力。我国居民的行为态度、主观规范和知觉行为控制对医疗旅游意向均具有显著的正向影响，且行为态度的影响最为显著。也就是说，居民对医疗旅游行为的态度越积极，个体感知到的外部环境越支持，对完成医疗旅游行为的控制感越强，则个体参加医疗旅游的行为意向越高。同时，医疗旅游宣传力度这一情境变量负向调节行为态度、主观规范和知觉行为控制与医疗旅游意向之间的关系。本研究发现，中国情境下计划行为理论对中国居民医疗旅游意向有很强的解释力，且行为态度、主观规范和知觉行为控制对医疗旅游意向均有正向影响，行为态度对医疗旅游意向的影响最大。

第二，从产品需求角度出发，本研究发现中国消费者对医疗旅游产品的认知度不高，但市场发展潜力巨大，需求集中在风险偏低的项目上。相较于一些发达国家,中国消费者对其他发展中国家医疗旅游项目接受度有限,更愿意去硬件设施更好、更有声誉的发达国家。另外,中国的消费者还体现出更愿意相信亲友而非广告宣传的特点,在市场营销上应更注重关系管理。

8.2 市场层面的医疗旅游发展模式

通过系统分析国内和国外医疗旅游目的地和医疗旅游发展模式,本研究发现国外医疗旅游发展模式主要分为资源依赖型、健康服务型、医疗保健型和养老综合型四类。国外医疗旅游发展较好的目的地主要包括印度、泰国、日本和美国,国内发展较好的医疗旅游目的地包括上海、海南三亚中医院、海南博鳌乐城等地,其中中医药旅游作为中国特色,得到了多方面的政策和资源倾斜,有望成为我国发展特色医疗旅游的突破点。

目前我国医疗旅游的发展模式主要为资源驱动型、产业融合型和文化依托型三种,均可成为发展我国特色医疗旅游的抓手。第一,我国目前医疗资源和旅游资源丰富,尤其是上海、北京等一线城市,在抗击新冠肺炎疫情中的表现十分亮眼,借助优厚的医疗资源和丰富的旅游资源,有望吸引国外高净值的医疗旅游消费者。第二,我国目前医疗旅游资源尚在起步阶段,发展较好的模式包括森林旅游、温泉旅游等,医疗旅游大发展离不开与其他产业的融合,因此,应大力促进医疗旅游与其他产业的融合发展。第三,文化是旅游的灵魂,我国作为文明古国,借助我国文化和旅游产业融合的大背景,依托文化魅力发展特色医疗旅游,有助于提高我国医疗旅游的国际影响力。

8.3 我国发展医疗旅游的政策建议

目前,全球老龄化问题日益加剧,如日本、意大利、葡萄牙、芬兰等国家,60岁及以上人口已占其总人口的28%以上。根据全国老龄办最新统计,截至2017年底,我国60岁及以上老年人口达2.4亿,占全国总人口的17%,平均近4个劳动力抚养1位老人。随着社会人口老龄化问题加重以及医疗成本的飞涨,民众的保健意识不断增强,由健康和观光结合在一起的医疗旅游正在全球掀起新一轮热潮。据统计，全球医疗旅游市场总体约为 600 亿美元，每年市场消费约为 210 亿美元，年增长率为 20% ～ 30%。仅在 2017 年，泰国的医疗旅游服务创收就超过 40 亿美元，成为全球第一的医疗旅游目的地。调研显示，我国发展医疗旅游存在三大难题：一是缺乏明确的细分市场定位，未能充分利用优质的医疗服务资源和高端旅游酒店资源。二是医疗旅游的标准规范和配套设施设备不健全，造成目前我国医疗旅游在国际上影响力不高，国际游客少。三是未能突出中国医疗特色。为此，本书作者提出如下建议。

8.3.1　充分利用全方位资源，推出有针对性和层次性的医疗旅游产品

医疗和旅游的结合可以分为以医疗为主的重医疗旅游、以康养为主的轻医疗旅游两类。为此，应针对不同消费者需求，推出不同层次的医疗旅游产品。第一，充分利用特色医疗资源，满足重医疗旅游游客的医疗服务需求。例如，印度医疗旅游的龙头企业埃斯科特心脏医院专门提供心脏相关的医疗服务，每年吸引数千名国际游客来医院接受心脏手术。我国政府应充分利用现有的公立专科医院资源，打造有特色的医疗旅游服务产品。例如，北京天坛医院拥有世界顶级的脑科手术团队，同时在丰台区开设了天坛医院分院；北京安贞医院计划在通州设立分院，其心脏医疗团队可以提供高水平的心脏医疗服务；北京积水潭医院骨科团队的医疗技术享誉世界，目前已经开设昌平分院。因此，可以在国内公立专科医院非城区分院开设专门的医疗旅游门诊及病房，综合利用医院现有闲置资源，打造一批高质量、好口碑、有特色的重医疗旅游产品，从供给侧解决高质量的医疗旅游服务供给问题。第二，充分利用高星级酒店资源，满足医疗旅游游客的住宿和健康需求。据调查，北京市非城区多家高端酒店资源闲置，入住率不到 50%。未来，为迎接 2022 年北京冬残奥会改建和新建的酒店业务转型问题也需提前布局。河北廊坊新绎酒店集团下属的新绎七修酒店和三疗健康酒店开展特色的健康服务，平均入住率高达 90%。我国政府可以鼓励引导非城区的高星级酒店开展医疗旅游业务，改造一批五星级酒店为高

端病房、月子会所、养生酒店、健康中心等，满足境内外医疗旅游者的医疗、旅游和住宿需求。第三，充分利用各类旅游资源，满足轻医疗旅游游客的健康需求。针对以康养为主要诉求的消费者，旅游主管部门和企业可以提供多样化的医疗旅游产品，如以国家级森林公园等为核心开展森林氧吧旅游、以鼓楼中医医院为中心开展中医药养生旅游、以慈铭体检等为中心开展体检旅游、以滑雪场为中心开展滑雪健身旅游等，并有意识地重点发展非城区的医疗旅游资源。

8.3.2 建立健全医疗旅游发展全链条，重点发展面向高端国际化的医疗旅游市场

第一，提高医疗服务机构的国际化认证程度和服务质量，吸引高端的国际化医疗旅游客源。目前我国医院认证除了卫生系统的三级医院评审体系外，越来越多的医院进行了国际医疗体系认证（如JCI认证）。北京市医疗卫生机构在申请国际化认证方面不够重视，仅有10家私立医院参与了JCI认证，公立医院534家均没有进行国际认证，导致国际游客对中国医疗旅游的认知度不高。国际经验表明，高质量的国际医疗体系认证对于吸引国外高端医疗旅游游客至关重要。因此，医院管理局应与重点医疗旅游发展机构和医院合作，通过申请国际医院认证，建立一整套与国际接轨的诊疗服务流程和医疗技术标准，创建国际化的医疗服务质量管理体系，同时引入专业的服务管理人员，提高管理水平，以吸引高端的国外医疗旅游者。第二，引入市场机制，充分利用互联网和医疗旅游中介资源，推进医疗旅游的专业化与创新化经营。医疗旅游中介机构作为医疗机构和游客之间沟通的桥梁，有主动发展医疗旅游的能动性。但目前市场上的医疗旅游中介机构良莠不齐，甚至存在欺骗消费者、医疗服务法律意识淡薄等情况。目前，以移动医疗公司春雨医生为代表的互联网健康企业通过互联网技术创新医疗旅游发展模式，以盛诺一家为代表的专业医疗中介公司在客源组织和经营方面均取得了成功的经验。因此，政府应在完善医疗旅游资源供给基础上，明确医疗旅游企业准入门槛，鼓励引导企业以多种形式参与医疗旅游的发展，并强化对医疗旅游企业的动态监督管理，建立相应企

业的退出机制。第三，借力新基建和 2022 年冬残奥会，促进高端国际化医疗旅游配套设施和服务的发展。应构建医疗旅游大数据平台，摸清底数，掌握我国医院和酒店残障设施的安装和利用情况，进而依托数据促进医院和酒店残障设施的合理规划和布局。同时，提高医疗旅游的便利化程度，如针对国际旅游客源市场，对有明确医疗指征的旅游者实行免签、落地签等政策。

8.3.3　弘扬中国传统中医药文化，大力发展基于北京市情市力的高端中医药旅游业态

我国拥有得天独厚的医疗资源和旅游资源，同时拥有丰富的中医药资源和历史悠久的中医文化，中医药不仅在疾病治疗方面具有独特的疗效，在养生保健、疾病预防方面也具有明显的优势，尤其会吸引对中医药文化有兴趣的高端国际化医疗旅游游客。因此，应大力发展高端中医药旅游业态。首先，应大力发展基于中医药文化的医疗旅游业态。利用现有的旅游景点、健康资源等转型打造中医药文化体验馆、健康主题公园、森林氧吧、养生酒店、健康餐厅等，形成高端特色医疗旅游街区。例如，北京可以依托北京中医药大学中医药博物馆、地坛公园、百望山森林公园等，配套养生酒店和健康餐厅，打造健康养生一条龙服务街区。其次，应大力发展基于"非遗"文化的医疗旅游业态。以非物质文化遗产"中医针灸""二十四节气"等中国传统文化传承为主线，打造疾病预防、康复理疗、养生保健、节气药膳等系列文化体验馆。最后，应大力发展以中医药旅游为特色的医疗旅游产品。以三亚中医院、北京同仁堂药业为龙头企业，推动一批中医药旅游特色品牌的形成。强调"洋为中用""古为今用"，促进高新科技和传统医学的融合，打造国际中医药旅游特色品牌。同时，应充分抓住 144 小时入境免签政策，打造有针对性的短期中医药旅游特色产品。

参考文献

[1]常峰，熊莎莉.基于 TPB 的社区高血压患者用药依从性影响因素问卷编制[J].中国医药科学,2013，3(2):58－59.

[2]陈纯．国内外康养旅游研究综述[J].攀枝花学院学报，2019,36(4):43－47.

[3]陈榕，刘熠，王嘉欣，等.2013 年媒体报道的乙型肝炎疫苗事件对公众预防接种态度的影响[J].实用预防医学，2016,23(7):856－858.

[4]邓文志，闻武刚．旅游业中的奇葩:泰国医疗旅游的经验与启示[J].东南亚纵横，2011(9):22－25.

[5]段金萍．法国特色小镇建设的经验与借鉴[J].世界农业，2018(8):172－175.

[6]段文婷，江光荣．计划行为理论述评[J].心理科学进展，2008,16(2):315－320.

[7]高静,刘春济.国际医疗旅游产业发展及其对我国的启示[J].旅游学刊，2010(7):88－94.

[8]耿松涛.产业融合背景下医疗旅游产业发展效应分析及对策研究[J].理论观察，2015(8):87－89.

[9]郭倩倩，胡善风，朱红兵．基于计划行为理论的乡村旅游意向研究[J].华东经济管理，2013(12):167－172.

[10]侯胜田，刘华云，王海星．北京市医疗旅游产业发展模式探讨[J].医院院长论坛－首都医科大学学报(社会科学版),2015 (1):39－43.

[11]胡兵，傅云新，熊元斌.旅游者参与低碳旅游意愿的驱动因素与形成

机制:基于计划行为理论的解释[J].商业经济与管理,2014(8):64-72.

[12]雷铭.医疗旅游研究现状及启示[J].中国卫生政策研究,2017,10(7):65-70.

[13]李虹.康养旅游研究述评与展望[J].商业经济,2019(4):50-52.

[14]李美娘.中国游客赴韩国医疗旅游消费行为的实证研究[D].济南:山东大学,2013.

[15]李萍,钟林生,唐承财.国内外医疗旅游研究进展[J].医学与哲学(人文社会医学版),2015,36(4):35-37.

[16]李新泰.国外健康旅游的发展路径与启示[J].人文天下,2019(3):13-18.

[17]梁金兰.新加坡医疗旅游发展研究[J].东南亚纵横,2012(10):55-57.

[18]梁湘萍,甘巧林.国际医疗旅游的兴起及其对我国的启示[J].华南师范大学学报(自然科学版),2008(1):130-136.

[19]刘建国,张永敬.医疗旅游:国内外文献的回顾与研究展望[J].旅游学刊,2016,31(6):113-126.

[20]刘琪.关于构建四川省康养旅游发展策略的思考[J].中小企业管理与科技,2019(2):43-44.

[21]刘瑞琦,刘庭芳.中国国际医疗旅游服务机构评价体系构建研究[J].中国医院,2016(5):21-23.

[22]刘庭芳,焦雅辉,董四平,等.国际医疗旅游产业探悉及其对中国的启示[J].中国医院,2016,20(5):1-6.

[23]刘永生,刘庭芳.中国国际医疗旅游服务相关宏观政策研究[J].中国医院,2016(5):7-12.

[24]罗丽娟.关于海南医疗旅游市场的调查报告[J].中国市场,2012(5):5-7.

[25]罗翩.印度医疗旅游发展探析及其对我国的启示[J].旅游纵览,2014(1):63.

[26]马行舒,刘庭芳.中国国际医疗旅游准入制度构建研究[J].中国医

院，2016(5)：13－15.

[27]聂静虹，金恒江.病患就医意愿和健康意向的影响因素研究——基于计划行为理论(TPB)模型的构建[J].新闻大学，2017(5)：86－94.

[28]宁德煌，刘娟.国际医疗旅游发展研究综述[J].中南林业科技大学学报(社会科学版)，2013(2)：1－4.

[29]祁小云．秦皇岛市康养旅游发展研究[D].石家庄：河北师范大学，2016.

[30]曲亚楠．康养旅游产业型特色小镇规划建设研究[D].绵阳：西南科技大学，2019.

[31]任宣羽．康养旅游：内涵解析与发展路径[J].中国旅游发展笔谈，2016,31(11)：1－4.

[32]邵爱清．康养旅游发展模式研究[J].社会发展，2019(2)：91.

[33]宋玉芹，汪德根．近10年国内外医疗旅游研究比较[J].地理与地理信息科学，2011,27(6)：105－110.

[34]孙静，王蜀平，沈贵荣．青岛市外籍游客医疗旅游意愿调查分析[J].齐鲁医学杂志，2013,28(3)：256－258.

[35]王红芳.医疗旅游发展与国际经验研究[J].调研世界，2012(1)：61－64.

[36]王宁．法规政策及公众宣传对居民废旧家电回收渠道选择意向的影响[D].北京：北京交通大学，2014.

[37]王琼，温小霓．医疗旅游：西安旅游产业发展新模式[J].西安电子科技大学学报(社会科学版)，2009,19(5)：18－23.

[38]吴鸿，布乃鹏．全球化背景下医疗旅游产业的发展及其动力机制研究[J].科技创业月刊，2014,27(12)：47－50.

[39]吴之杰．杭州市社区居民医疗旅游意向及其影响因素研究[D].杭州：杭州师范大学，2015.

[40]吴之杰，郭清．国外医疗旅游研究现状及启示[J].中国卫生政策研究，2014,7(11)：59－63.

[41]谢晓红，郭倩，吴玉鸣．我国区域性特色小镇康养旅游模式探究[J].

生态经济,2018,34(9):150-154.

[42]徐菲. 迅速发展的印度医疗旅游[J]. 中国卫生事业管理,2006,22(1):60-62.

[43]薛国峰,刘庭芳. 中国国际医疗旅游服务运营与流程构建研究[J]. 中国医院,2016(5):16-20.

[44]杨慧. 全域旅游视角下的康养旅游发展对策研究——以攀枝花为例[J]. 度假旅游,2019(2):50-51.

[45]杨利. 长沙市医疗旅游的发展思路[J]. 经济地理,2012,32(4):167-172.

[46]杨留花,诸大建. 扩展计划行为理论框架下共享单车规范停放行为意向的影响因素分析[J]. 中国人口·资源与环境,2018(4):112-115.

[47]杨心怡,樊伙玲,张家敏. 中国养老产业何去何从——结合美国养老产业经验探索我国发展之道[J]. 商讯,2019(25):1-6.

[48]叶宇,陈思宇,何夏芸. 国内康养旅游研究综述[J]. 旅游管理研究,2018(2):29.

[49]易慧玲,李志刚. 产业融合视角下康养旅游发展模式及路径探析[J]. 南宁师范大学学报(哲学社会科学版),2019,40(5):126-131.

[50]易兰兰,吴柏玲,张亚卿,等. 秦皇岛康养旅游发展对策研究[J]. 产业与科技论坛,2018,17(21):19-20.

[51]余福茂. 情境因素对城市居民废旧家电回收行为的影响[J]. 生态经济,2012(2):137-141.

[52]曾豪,冯姝彬,帅菲,等. 阳光康养背景下生态旅游发展研究[J]. 青年与社会,2019(36):1-3.

[53]詹丽,谢梦琳,周鑫. 印度国际医疗旅游发展的经验、风险与启示[J]. 对外经贸实务,2014(11):82-84.

[54]张彩霞. 我国发展国际医疗旅游产业的法律和政策建议[J]. 医学与法学,2012,4(2):37-41.

[55]张广海,王佳. 中国医疗旅游资源及功能区划研究[J]. 资源科学,2012,34(7):1325-1332.

[56]张维亚，陶卓民，蔡碧凡. 基于心境理论的医疗旅游者满意度研究[J]. 社会科学家，2013(1)：92 - 96.

[57]张文菊，杨晓霞. 国际医疗旅游探析[J]. 桂林旅游高等专科学校学报，2007,18(5):736 - 740.

[58]周翀燕. 论我国医疗旅游产品开发体系的构建[J]. 商业经济，2015(7):72 - 73.

[59]周曦，李佳丽. 广西康养旅游发展路径思考[J]. 城市旅游规划,2018(7)：107 - 108.

[60]周义龙. 泰国医疗旅游业国际竞争策略及启示[J]. 中国卫生事业管理，2017(11)：805 - 809.

[61]邹统钎. 健康养生旅游经典案例[M]. 北京:旅游教育出版社,2019.

[62]朱萍. 赴韩医疗旅游纠纷解决机制研究[D]. 深圳:深圳大学,2017.

[63]朱昕婷，徐怀伏. 南京中老年人医疗旅游发展现状调查[J]. 现代商贸工业，2015,36(10)：32 - 34.

[64]AJZEN I, MADDEN T J. Prediction of goal-directed behavior：Attitudes, intentions, and perceived behavioral control[J]. Journal of Experimental Social Psychology, 1986, 22(5):453 - 474.

[65]AJZEN I. The theory of planned behavior[J]. Organizational Behavior & Human Decision Processes, 1991, 50(2):179 - 211.

[66]AJZEN I. Perceived behavioral control, self-efficacy, locus of control, and the theory of planned behavior[J]. Journal of Applied Social Psychology, 2010, 32(4):665 - 683.

[67]BOOKMAN M Z, BOOKMAN K R. Medical tourism in developing countries[J]. University of Toronto Medical Journal, 2009, 86(2):1 - 10.

[68]CABALLERO - DANELL S, MUGOMBA C. Medical tourism and its entrepreneurial opportunities：A conceptual framework for entry into the industry[J]. Tourism & Hospitality Management, 2007(1):1 - 111.

[69]CANALES M A, MARTIN A, CABALLERO D, et al. Treatment options in relapsed or refractory Hodgkin disease patients：The mini-BEAM regimen does exist too

[J]. British Journal of Haematology, 2006(134):645－646.

[70]CASEY V, CROOKS V A, SNYDER J, et al. Knowledge brokers, companions, and navigators: Qualitatively examining informal caregivers' roles in medical tourism[J]. International Journal for Equity in Health, 2013, 12(1):132－145.

[71]CHANG I C, CHOU P C, YEH K J, et al. Factors influencing Chinese tourists' intentions to use the Taiwan Medical Travel App[J]. Telematics & Informatics, 2016, 33(2):401－409.

[72]CHEN L H, WILSON M E. Medical toruism[J]. Journal of Travel Medicine, 2015, 22(3):218.

[73]CHUANG T C, LIU J S, LU L Y,et al. The main paths of medical tourism: From transplantation to beautification [J]. Tourism Management, 2014, 45(12):49－58.

[74]COHEN I G, ALSTOTT A, BOUCHER D, et al. Protecting patients with passports: Medical tourism and the patient protective-argument[J]. Iowa Law Review, 2010, 95(5):1467－1567.

[75]CONNELL J. Medical tourism: Sea, sun, sand and … surgery[J]. Tourism Management, 2006, 27(6):1093－1100.

[76] CONNELL J. Contemporary medical tourism: Conceptualisation, culture and commodification[J]. Tourism Management, 2013(34):1－13.

[77]CORTEZ N. Patients without borders: The emerging global market for patients and the evolution of modern health care[J]. Social ence Electronic Publishing, 2008, 83(1):71－132.

[78]CROOKS V A, KINGSBURY P, SNYDER J, et al. What is known about the patient's experience of medical tourism? A scoping review[J]. Bmc Health Services Research, 2010, 10(10):266.

[79]FISHER G G, MATTHEWS R A, GIBBONS A M. Developing and investigating the use of single-item measures in organizational research[J]. Journal of Occupational Health Psychology, 2016, 21(1): 3－23.

[80]FOTTLER M D, MALVEY D, ASI Y, et al. Can inbound and domestic

medical tourism improve your bottom line? Identifying the potential of a U. S. tourism market[J]. Journal of Healthcare Management, 2014, 59(1):49 – 63.

[81]HALLEM Y, BARTH I. Customer-perceived value of medical tourism: An exploratory study — the case of cosmetic surgery in Tunisia [J]. Journal of Hospitality &Tourism Management, 2011,18(1):121 – 129.

[82]HAN S. The social cultural brain: Cultural neuroscience approach to human nature[D]. Oxford: Oxford University Press,2017.

[83]HAN H, HYUN S S. Customer retention in the medical tourism industry: Impact of quality, satisfaction, trust, and price reasonableness[J]. Tourism Management, 2015(46):20 – 29.

[84]HEUNG V C, KUCUKUSTA D, SONG H Y. A conceptual model of medical tourism: Implications for future research [J]. Journal of Travel & Tourism Marketing,2010, 27(3):236 – 251.

[85]HEUNG V C, KUCUKUSTA D, SONG H Y. Medical tourism development in Hong Kong: An assessment of the barriers[J]. Tourism Management, 2011, 32 (5):995 – 1005.

[86]JOHNSTON R, CROOKS V A, SNYDER J, et al. What is known about the effects of medical tourism in destination and departure countries? A scoping review [J]. International Journal for Equity in Health, 2010, 9(1):1 – 13.

[87]KRONFOL N M. Medical tourism developments within the Middle East[J]. Chapters,2015.

[88]KUMAR S, BREUING R, CHAHAL R. Globalization of healthcare delivery in the United States through medical tourism[J]. Journal of Health Communication, 2011, 17(2):177 – 198.

[89]LEE M, HAN H, LOCKYER T. Medical tourism-Attracting Japanese tourists for medical tourism experience[J]. Journal of Travel & Tourism Marketing, 2012, 29(1):69 – 86.

[90]LI Z. Attractive forces and risks of international medical tourism: A study based on India[J]. Journal of Chemical & Pharmaceutical Research,2014.

[91] MACREADY N. Developing countries court medical tourists [J]. Lancet, 2007, 369(9576): 1849 – 1850.

[92] MARKUS H R, KITAYAMA S. Culture and the self: Implications for cognition, emotion, and motivation[J]. Psychological Review, 1991, 98(2):224 – 253.

[93] MARTIN D S, RAMAMONJIARIVELO Z, MARTIN W S, et al. MEDTOUR: A scale for measuring medical tourism intentions[J]. Tourism Review, 2011, 66(1 – 2):45 – 56.

[94] MASLOW A H. A theory of human motivation[J]. Psychological Review, 1943, 50(4):370.

[95] MILSTEIN A, SMITH M. America's new refugees – seeking affordable surgery offshore[J]. New England Journal of Medicine, 2006, 355(16):1637.

[96] MOGHIMEHFAR F, NASR – ESFAHANI M H. Decisive factors in medical tourism destination choice: A case study of Isfahan, Iran and fertility treatments[J]. Tourism Management, 2011, 32(6): 1431 – 1434.

[97] NARANONG A, NARANONG V. The effects of medical tourism: Thailand's experience[J]. Bulletin of the World Health Organization, 2011, 89(5): 336 – 344.

[98] PAFFORD B. The third wave: Medical tourism in the 21st century [J]. Southern Medical Journal, 2009, 102(8):810 – 813.

[99] PAN T J, CHEN W C. Chinese medical tourists: Their perceptions of Taiwan[J]. Tourism Management, 2014, 44(13):108 – 112.

[100] PENNEY K, SNYDER J, CROOKS V A, et al. Risk communication and informed consent in the medical tourism industry: A thematic content analysis of canadian broker websites[J]. BMC Medical Ethics, 2011, 12(1):1 – 9.

[101] PETERS C R, SAUER K M. A survey of medical tourism service providers [J]. Journal of Marketing Development & Competitiveness, 2011, 5(3):117 – 126.

[102] POCOCK N S, PHUA K H. Medical tourism and policy implications for health systems: A conceptual framework from a comparative study of Thailand, Singapore and Malaysia[J]. Globalization and Health, 2011, 7(1):1 – 12.

[103]QADEER I, REDDY S. Medical tourism in India: Perceptions of physicians in tertiary care hospitals[J]. Philosophy Ethics & Humanities in Medicine, 2013, 8(8):20 - 20.

[104]RAD N F, AHMAD PUAD M S, ZAINUDDIN Y. Service quality and patients' satisfaction in medical tourism[J]. World Applied Sciences Journal, 2010 (10):24 - 30.

[105]REDDY S G, YORK V K, BRANNON L A. Travel for treatment: Students' perspective on medical tourism[J]. International Journal of Tourism Research, 2010, 12(5):510 - 522.

[106]ROCHA A S S, BRANDAO A. On developing wellness and medical tourism: The characterization of a national termal network[J]. International Journal of Healthcare Management, 2014, 7(4):226 - 236.

[107]SARANTOPOULOS I, VICKY K, GEITONA M. A supply side investigation of medical tourism and ICT use in Greece[J]. Procedia - Social and Behavioral Sciences, 2014,148(148):370 - 377.

[108]SARWAR A A, MANAF N A, OMAR A. Medical tourist's perception in selecting their destination: A global perspective[J]. Iranian Journal of Public Health, 2012, 41(8):1 - 7.

[109]SEOW A N, CHOONG Y O, MOORTHY K, et al. Intention to visit Malaysia for medical tourism using the antecedents of Theory of Planned Behaviour: A predictive model[J]. International Journal of Tourism Research, 2017, 19(1): 89 - 99.

[110]SMITH P C, FORGIONE D A. Global outsourcing of healthcare: A medical tourism decision model[J]. Journal of Information Technology Case and Application Research,2007,9(3):19 - 30.

[111]SNYDER J, CROOKS V, JOHNSTON R, et al. Beyond sun, sand, and stitches: Assigning responsibility for the harms of medical tourism[J]. Bioethics, 2013, 27(5):233 - 242.

[112]SNYDER J, CROOKS V A, TURNER L, et al. Understanding the impacts

of medical tourism on health human resources in Barbados: A prospective, qualitative study of stakeholder perceptions[J]. International Journal for Equity in Health, 2013, 12(1):1-11.

[113]SRIVASTAVA R. Indian Society for Apheresis and apheresis tourism in India: Is there a future? [J]. Transfusion and Apheresis Science, 2006, 34 (2):139-144.

[114] TURNER L. New media reports of patient deaths following 'medical tourism' for cosmetic surgery and bariatric surgery[J]. Developing World Bioethics, 2012, 12(1):21-34.

[115] YE B, YUEN P, QIU H, et al. Motivation of medical tourists: An exploratory case study of Hong Kong medical tourists[J]. Paper Presented at the Asia Pacific Tourism Association (APTA) Annual Conference, Bangkok, Thailand, 2008.

[116]YE B H, QIU H Z, YUEN P P. Motivations and experiences of Mainland Chinese medical tourists in Hong Kong[J/OL]. Tourism Management, 2011, 32(5): 1125-1127. http://dx. doi. org/10. 1016/j. tourman. 2010. 09. 018.

[117] YEOH E, OTHMAN K, AHMAD H. Understanding medical tourists: Word-of-mouth and viral marketing as potent marketing tools[J]. Tourism Management, 2013, 34(2):196-201.

[118]YU J Y, KO T G. A cross-cultural study of perceptions of medical tourism among Chinese, Japanese and Korean tourists in Korea[J/OL]. Tourism Management, 2012, 33(1):80-88. https://doi. org/10. 1016/j. tourman. 2011. 02. 002.